폐업하고 재개원에
성공한 원장이 말하는

성공치과 개원전략

by the dentist who has been closed and reopened

The strategy of opening a successful dental clinic

MyungMun Publishing.Co.
First Edition by Hyeon Woong Park
Printed in Korea

폐업하고 재개원에 성공한 원장이 말하는

성공치과 개원전략

인　　쇄　2024년 7월 30일
발　　행　2024년 8월 5일
지 은 이　박 현 웅
발 행 인　안 영 택
편　　집　김 휘 라
교정·교열　이 해 봄
펴 낸 곳　명문출판사
등　　록　제 6-0212호
주　　소　서울시 동대문구 답십리로63길 90
전　　화　(02)2248-7586
홈페이지　http://www.teethbook.co.kr
I S B N　978-89-6808-161-3

정가: 30,000원

폐업하고 재개원에
성공한 원장이 말하는

성공치과 개원전략

저자
/박/현/웅/

명문출판사

감사의 글

폐업한다는 것은 생각보다 많은 용기가 필요했습니다.

보장된 미래가 없는 상황에서 무직이 된다는 두려움, 폐업에 들어가는 비용, 재개원까지 수입이 없는 상황에서의 생활, 재개원에 대한 많은 걱정. 이 모든 것들을 이겨낼 수 있도록 나의 결정을 믿고 지지해 준 가족들에게 무한한 감사를 드립니다. 특히 그 과정에서 많은 조언과 의지가 되어준 형에게 감사드립니다.

재개원 자리를 알아보고, 준비하고, 자리를 잡아가는 과정에서 저의 징징거림을 군말 없이 들어주시고 많은 조언과 지지를 해준 동기, 선후배 원장님들께 감사드립니다. 이 자리를 빌려서 한 명 한 명 감사 인사를 드리고 싶지만, 자신이 드러나길 원하지 않는 분들이 많아 뭉뚱그려서 감사 인사를 드리는 점 양해 부탁드립니다.

개원에 대한 제 생각을 정리하고 책을 쓰는 데 많은 도움을 주신 이선영 작가님께 감사드립니다.

무엇보다 저와 함께 치과를 만들어가고 있는 우리 스텝들, 특히 개원 때부터 함께하고 있는 원년 멤버들에게 감사 인사드립니다.

마지막으로 전이슬 실장님께 말로 표현할 수 없는 무한한 감사 인사드립니다.

"원장님~ 이거 아세요? 이건 이거래요~"

"원장님 우리 이거 해보는 거 어때요?"

실장님을 떠올리면 항상 공부하고, 치과를 위해 고민하면서 본인이 알고 있는 지식들을 저에게 나눠주려고 하는 모습이 떠오릅니다. 실장님 덕분에 많이 배우고 더 발전하기 위해 노력하게 됩니다.

개원 초 실장님은 "제가 쉬고 오면 오히려 일이 쌓여 있어서 그냥 출근하는 게 마음 편해요."라고 말하면서 본인의 휴무일까지 반납했었죠. 그때 강제로라도 휴무를 챙겨주지 못해 죄송합니다. 실장님이 그렇게 쉬지도 않고 치과에 매진해 준 덕분에 치과가 잘 자리 잡고 발전할 수 있었습니다.

실장님을 만난 건 제게 가장 큰 행운입니다. 항상 감사드립니다.

프롤로그

개원 전에는 누구나 대박 난 동기나 선 · 후배들을 보면서 장밋빛 꿈을 꾼다. '나도 개원하면 대박 나겠지?'하고 말이다.

미안하지만 사실 그건 그냥 '꿈'이다. 대박은커녕 쪽박 차지나 않으면 다행이다. 언제나 현실은 꿈과 괴리가 있다. 마치 백조가 호수를 여유롭게 노니는 모습을 보며 부러워하지만 실은 물 아래에선 열심히 발을 굴리는 것과 같다. 그렇게 열심히 해서 성공하면 다행이다. 현실은 쉽지 않다. 진흙탕 속 싸움의 연속이다.

사실, 내가 그랬다. 다들 잘 되는데 나만 하루살이가 되어 근근이 버티는 것 같았다. 혼자서 전전긍긍하면서 이것저것 열심히 해보지만 성과는 잘 나지 않았다. 그렇다고 내 어려움을 주변에 알리자니 자존심이 상했다. 용기를 내서 대박 난 친구에게 비결을 물어봐도 돌아오는 대답이라고는 "잘 모르겠는데", "그냥 열심히 하는 거지." 뿐이다.

사실 대박 난 비결이라는 게 특별할 것이 뭐가 있겠는가. 그저 입지가 좋았을 수도 있고, 운이 좋았을 수도 있다. 본인도 모르는 사이에 그냥 대박이 났을지도 모르는 일이다. 그러니 조언을 구하는 나에게 딱히 해줄 말이 없을 수밖에.

문제는 특별한 이유가 없이 대박은 날 수 있지만 아무 이유 없이 쪽박이 되는 경우는 없다는 사실이다. 나는 치과를 하나 폐업하고 재개원을 하고서 깨달았다.

치과경영이 어렵다는 하소연이 치과의사들이 모여 있는 사이트에 심심치 않게 올라온다. 많은 치과의사들이 댓글로 이전을 권유한다. 과연 A급 입지를 찾아서 치과를 이전만 하면 해결될까? 처음 개원할 때처럼 또다시 장밋빛 꿈만 꾸는 건 아닐까?

노력 없는 결과는 없다. 첫 개원 때도 분명히 대박 치과를 꿈꾸며 좋은 입지를 찾기 위해, 더 나은 진료를 하기 위해 노력했을 것이다. 중요한 건 '의미 없는 노력'은 아무 소용없다는 것이다. 하루 종일 책상에 앉아 공부만 하는 친구가 1등을 하는 것이 아니듯이 방향성 없는 노력은 시간 낭비일 뿐이다.

내가 왜 쪽박을 차고 있는지 그 이유를 알아야 한다. 물론 그 이유를 찾기란 쉽지 않다. 나도 남들과 같은 진료를 하면서, 남들과 비슷한 수가를 받고, 남들과 비슷한 환자 응대를 하면서 치과를 운영한다. 딱히 잘 안될 이유도, 잘 될 이유도 없다. 대박과 쪽박을 가르는 것은 정말 딱 한 끗 차이다. 그 한 끗 차이를 찾아내야 그토록 그리던 장밋빛 인생이 펼쳐질 수 있다.

난 모두가 말하는 소위 대박 치과 원장은 아니다. 어쩌면 누군가는 "당신이 뭔데 그렇게 잘 났어?"라고 한다면 할 말이 없다. 아직 내가 그리던 곳까지 가지 못했기 때문이다. 그럼에도 나는 믿는다. 올바른 방향을 설정하고 그에 맞게 전략을 세워

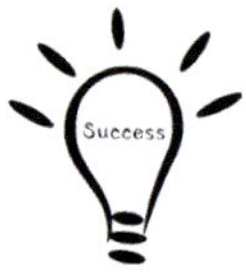

나아가면 결국 결과는 따라올 것이라고. 실제 쫄딱 망해서 폐업하고 재개원한 뒤로는 꾸준히 매출이 성장하고 있고, 치과경영도 안정되고 있다. 아마 장담컨대 앞으로도 매출은 계속 성장할 것이다.

난 전문적으로 경영이나 마케팅을 공부한 사람이 아니다. 단지 치과를 운영하면서 좌충우돌 배워가고 있는 한 명의 개원의일 뿐이다. 물론 지금도 치과를 운영하면서 배우고 있고, 지금까지 맞다고 생각했던 것들이 틀렸다는 것을 깨닫는 경우도 있다. 그런데도 성공하는 개원전략에 대해서 책을 쓰고 있는 것은 어찌 보면 그냥 오지랖일지도 모르겠다. 내가 하는 말들이 정답이 아닐지도 모른다.

확실한 것은 이 책에 있는 내용들을 바탕으로 치과는 자리 잡아가고 있고 더 성장하고 있다는 것이다.

치과경영이 힘들어 폐업을 고민할 정도로 지쳐있는 많은 원장들이 이 책을 보고 힘을 냈으면 좋겠다. 그동안 실패한 것은 당신의 잘못이 아니다. 전략이 잘못되었을 뿐이다. 내 글이 조금이나마 위로가 되고, 성공의 길로 가는 길목에 나침반이 되길 간절히 바란다.

CONTENS

1부 개원 후 5년 만에 폐업하다 / *13*

1. 개원 3개월 : "이렇게까지 잘 돼도 된다고?" / *14*

2. 폐업해야 할까 말아야 할까? / *18*

3. 개원 후 5년 만에 폐업하다(feat. 폐업절차 제대로 알아보자) / *22*

4. 신환수 월 100명, A급 입지가 망한 이유를 분석하라 / *29*

2부 성공하는 치과개원전략 3단계 / *35*

1단계: 병원 컨셉, 철학, 미션을 세워라 / *36*

1. A급 입지 VS B급 입지 어디를 선택할 것인가? / *36*

2. 지피지기면 백전백승, 먼저 원장 자신을 알라 / *40*

3. 우리 치과만의 컨셉을 정하고 비전을 세워라! / *44*

2단계: 인력 구성 및 인테리어, 장비, 재료 준비하기 / *51*

1. 인테리어 업체 똑똑하게 고르는 법 / *51*

2. 호구되지 않는 장비 및 재료 업체 선정하기 / *55*

3. 치과 컨셉에 맞춰 인력을 구성하라 / *59*

4. 개원 후 첫 3달, 직원 세팅 핵심기간 / *63*

CONTENS

3단계: 브랜드를 만들어라 / 67
1. 나는 어떤 원장인가? / 67
2. 왜 '내 치과'를 선택해야 하는가? / 72
3. 가격 경쟁에서 이길 수 있는 차별점을 만들어라 / 76
4. 개원 마케팅, 어떻게 준비해야 할까? / 81

3부 성공하는 치과경영전략 / 87
1장. 조직관리만 잘해도 치과경영은 문제없다 / 88
1. 직원은 원장과 함께 치과를 만드는 파트너다 / 88
2. 스스로 성장하는 직원 문화를 만들어라 / 92
3. 실장, 중간관리자는 치과 전력의 90%다 / 97
4. 실장을 원장의 동반자라 생각하고 대우하라 / 101
5. 데스크는 치과의 얼굴이다 / 106
6. 모든 개원의의 평생 숙제 '직원 관리' / 110

2장. 매출도 관리가 가능하다 / 115
1. 치과 수가, 어떻게 정할까? / 115
2. 매출도 관리를 한다고? / 119
3. 치과경영 기본에 충실하라 / 124

4. 임플란트, 보철에만 목매지 마라! / *129*

5. 상담 동의율 높이는 상담법 / *133*

3장. 환자 관리만 잘해도 매출은 상승한다 / *139*

1. 우리 치과 환자군 분석이 먼저다 / *139*

2. 환자와 라포 형성으로 신뢰를 쌓아라 / *143*

3. 막무가내식 요구, 무조건 친절하면 될까? / *147*

4. "파노라마는 안 찍을게요." 진상을 충성 환자로 만드는 법 / *150*

5. "소개 좀 많이 해주세요." 소개를 늘리고 싶다면 직접 부탁하라 / *154*

6. 상담일지를 활용한 리콜 관리로 관계의 끈을 놓지 마라 / *158*

4장. 지출관리 : 무조건 줄이는 것만이 능사는 아니다 / *163*

1. 무조건 지출 줄이기가 아닌, 제대로 쓰일 수 있도록 관리하라 / *163*

2. 경영이 어려울 때 직원 수를 줄일 것인가, 늘릴 것인가? / *167*

3. 직원 급여인상과 동결, 어떻게 해야 할까? / *171*

5장. 개원 마케팅 해야 할까 말아야 할까? / *178*

1. 광고의 득과 실 / *178*

2. 수많은 마케팅 광고 속, 무엇부터 해야 할까? / *182*

3. 마케팅 '절대' 하지 마라 / *187*

폐업하고 재개원에
성공한 원장이 말하는

성공치과 개원전략

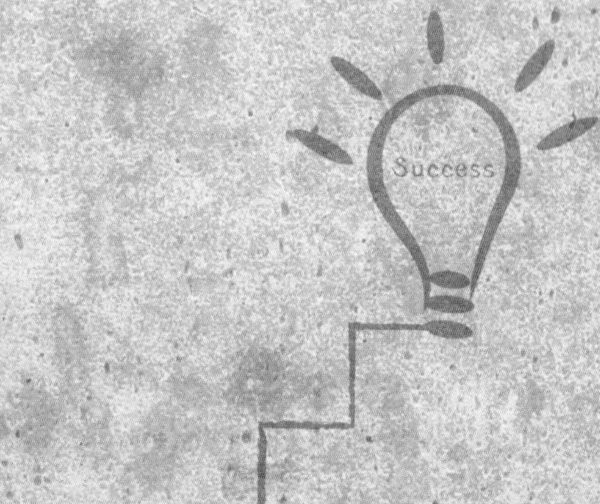

- 1부 -

개원 후 5년 만에 폐업하다

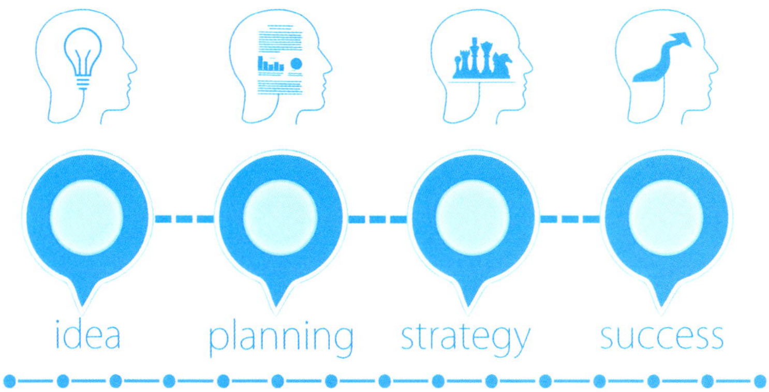

1부. 개원 후 5년 만에 폐업하다

1. 개원 3개월: "이렇게까지 잘 돼도 된다고?"

2012년 봄, 메디컬(Medical) 의사인 친형의 연락을 받았다.

"대학 동기들이 모여서 개원을 하려고 하는데 같이 해볼래? 내과, 검진센터, 산부인과, 피부과, 피부관리실이 들어갈 텐데 치과도 있으면 괜찮을 것 같아."

형의 제안에 솔깃했다. 단순하게 생각해 봐도 검진센터와 내과가 있으니 건물에 드나드는 사람은 일평균 최소 100명은 넘을 테고, 마케팅을 별도로 하지 않아도 자연스럽게 잠재적 환자들에게 노출될 테니 말이다. 게다가 비급여 진료를 주력으로 하는 피부과가 들어오니 드나드는 환자 층에 로열티가 있어서 치과 치료 비용에 대한 저항성이 적을 것이라 판단됐다.

아무리 머리를 굴려 봐도 '꽤 매력적인 조건'이었다. 고민하고 말게 뭐 있겠나. 치과 개원을 생각하는 사람들은 어떻게든 내과가 있는 건물에 자리를 잡으려고 노력하는데 말이다.

나는 그 제안에 '콜'을 외치고 그렇게 첫 개원이 시작되었다.

내가 그 개원 모임에 합류를 했을 때는 이미 개원 자리는 형들에 의해서 정해진 상태였다. 서울 도심의 지하철역 출구 바로 앞 자그마한 5층짜리 건물이었다. 이전에 정형외과가 5층 전체를 쓰고 있었던 건물을 통으로 임대하기로 한 것이다.

일주일에 한 번씩 형들과 미팅하면서 개원을 준비했다. 내과 및 검진센터는 365일 운영을 하는 컨셉을, 피부과와 피부관리실은 고급스럽게 꾸미고 서로 연계되어 시너지 효과를 노리는 컨셉을, 산부인과는 난임을 전문으로 하는 클리닉 컨셉으로 준비했다. 나도 뭔가 컨셉이 필요했지만, 사실 그 당시에는 그런 것들을 생각할 능력도 안 되었고, 무엇보다 중간에 합류하다 보니 이렇다 할 의견을 내기도 애매했다.

결국 형들은 각자 준비한 컨셉에 맞춰 알맞은 규모를 가져가고 나는 남는 자리인 28평 만을 배정받게 되었다. 무려 1층에 말이다. 1층에 위치한 치과를 본 적은 없지만 '임대료가 비싸서 그렇지 1층이면 무조건 좋은 것 아닌가?'라는 생각이었다. 비싼 임대료, 1층이 주는 장소적 제약 등은 생각지도 않고 오직 28평이라는 평수에 꽂혀 버렸다.

28평. 작다면 작고, 크다면 큰 평수. 이미 입지며, 평수며 다 결정이 되다 보니 타깃 환자층, 진료 컨셉, 목표매출, 인력 구성 등

정작 중요한 것에 대한 고민은 하지 않은 채 작은 평수에서 어떻게 인테리어를 써서 대기실, 직원실, 원장실, 수술실을 넣을지 인테리어에 대한 것만 끊임없이 고민했다.

마침 나와 비슷한 시기에 치과 개원을 준비하던 친구와 후배가 있었다. 개원 자리를 알아보고 장비 미팅을 하고 부지런히 무엇인가를 준비하며 바빠 보였다. 당시 나는 다른 치과에 페이 원장으로 일하고 있었다. 개원 준비 중에도 돈을 계속 벌어야 해서 개원 한 달 전까지도 근무했다. 그러다 보니 장비나 재료 미팅을 할 시간도 내기가 힘들었다. 결국 장비와 재료들은 비슷한 시기에 개원을 준비하고 있던 친구와 후배가 알아본 것에 패키지로 묶어서 들어가기로 했다. 패키지로 묶으면 할인을 더 받는다는 말에 잘 선택했다고 스스로 칭찬해 주기도 했다.

그렇게 첫 개원 준비가 시작되었다. 내가 한 준비라고는 '같이 하는 형들이 잘되면 나도 잘될 거야'라는 근거 없는 믿음과 자신감, 그리고 어떻게 인테리어 구성을 할지에 대한 고민뿐이었다.

개원을 준비하던 몇 개월의 기간 동안 형들과 잡았던 개원의 핵심 포인트는 '내과, 피부과, 산부인과, 치과가 서로 연계되어 하나의 병원 같은 느낌을 주자'라는 것이었다. 완전히 같은 이름을 쓰지는 않았지만, 같은 단어를 넣어서 서로 연계되어 있다는 느낌을 주려고 했고, 같은 인테리어 회사를 통해 내부 구조도 어느 정도의 통일된 느낌을 주었다. 각 과의 오픈도 동시에 하지 않고 전략적으로 환자 수가 가장 많은 내과가 제일 먼저 오픈을 하고 연이어 피부과 및 피부관리실, 산부인과, 치과 순서로 오픈하기로 하고 공사를 진행했다.

계획대로 365일 운영을 하는 내과는 10월 추석 연휴 전에 오픈을 하여 추석 연휴 기간 동안 밀려드는 환자들을 소화하고, 곧바로 평일 환자 수가 100명을 넘어가는 자리 잡은 병원이 되었다. 내과의 환자 수가 올라온 뒤, 나머지 과들이 순차적으로 개원하였다. 치과가 가장 마지막으로 직원 3명과 함께 시작했다.

치과가 개원할 당시에는 이미 내과에 왔다 갔다 하는 환자만 해도 일 100명이 넘었다. 나는 그 흔한 로드 마케팅도 하지 않은 채 별다른 홍보 없이 건물에 치과 개원 이벤트 포스터를 붙이는 것만으로도 개원 첫 달부터 흑자를 기록할 수 있있다. 이때까지는 '역시 모든 것은 계획대로 되어가고 있어!'라고 생각하며 행복에 빠져있었다. 아무것도 하지 않아도 알아서 환자가 몰려드니 굳이 무언가를 할 필요성도 느끼지 못했다. 그저 매일매일 환자를 '보는 데' 집중했다.

개원 2달째부터는 하루 3~40명 정도의 환자를 보면서 바쁜 하루 하루를 보냈다. 의사 한 명에 직원 3명. 이 정도 환자 수면 정말 많이 보는 것이다. 개원한 지 얼마 안 되었던 시기이기에 검진과 치료계획, 상담이 업무의 주였지만 매일 수납이 몇백씩 쌓여갔다.

'와~ 뭐한 것도 없는데 내가 이렇게 많이 벌어도 되나?'하는 생각이 들었지만, 그저 행복했다. 환자 수는 점점 늘고, 매출액도 가파르게 올라 개원 3개월째에는 최고액을 찍었다.

막연히 잘될 것이라고만 생각했지, 이 정도까지 잘 될 줄 몰랐던 나는 부푼 꿈에 빠져 있었다. 머릿속으로 온갖 상상의 나래를 펼치며 장밋빛 꿈을 꾸었다. 모든 개원의들의 꿈인 성공이 단번에 다 이루어진 것만 같았다.

그렇게 개원 첫 3개월, 성공 열차에 올라탄 듯했다.

2. 폐업해야 할까 말아야 할까?

딱 3개월이었다. '와 이렇게까지 잘돼도 된다고?'라면서 장밋빛 환상에 젖어 있던 내 꿈이 깨어지기까지.

개원 이벤트가 끝나자, 매출은 제자리를 찾아갔다. 검진, 치료계획만 가득했던 3달 동안 매출이 그렇게 잘 나왔던 것은 개원 이벤트 종료를 앞두고 이벤트 가격에 진료를 받고자 하는 환자들의 선수납 때문이었다. 이벤트가 끝나자마자 수납이 없는 진료들이 이어졌다. 물론 이전에 세운 계획대로 진행하는 진료였지만 이후 신환의 진료 전환이 지속적으로 이어지지 않아 수납 없는 진료만 2달 동안 계속되니 병원 운영도 힘들었다.

이후 잘 되는 것은 아닌데 안 되는 것도 아닌, 그저 그런 저조한 매출이 지속되었고, 나는 버티기에 들어갔다. 안정적이라고 하기엔 매월 매출에 신경이 곤두설 수밖에 없었고, 잘 되는 달은 한없이 잘 됐다가 안 되는 달은 직원들 월급을 걱정해야 할 정도였다. 문제는 적자가 오래 지속되었다는 것이다.

□ 2012년부터 2017년까지 5년간의 매출 그래프

나는 첫 치과의 매월 매출을 엑셀로 정리해서 가지고 있다. 아래 그래프를 보면 첫 3달 이외에는 저조한 매출을 기록하고 있는 모습을 볼 수 있다.

매출이 떨어지는 듯하다가 어느 순간 갑자기 반등하고, 또 그대로 잘 되는가 싶으면 여지없이 뚝 떨어지는 것이 반복됐다. 그럼에도 불구하고 1년 총매출을 합산해 보면 성실신고 구간 언저리였다. 그 당시 성실신고 구간이면 폐업을 고민해야 하는 수준의 치과는 아니었다.

5년간 매출 그래프

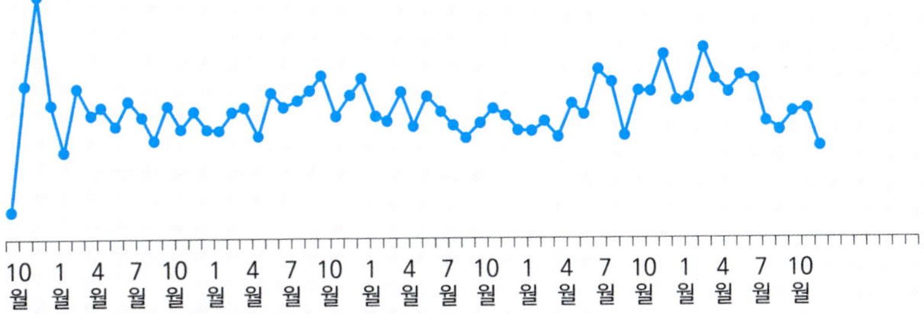

다만 개원 햇수가 지날수록 매출이 안정화되면서 증가하는 모습을 보여야 했지만 매해 그 자리에서 답보 상태였다. 분명히 돈은 버는데 버는 대로 경비와 대출이자와 리스비용, 생활비 등이 나가고 나면 통장 잔고는 0에 수렴했다. 이렇게 해서는 개원 대출을 언제 갚게 될지 기약이 없었다. 게다가 역세권 1층에 위치한 덕분에 임대료는 규모에 비해서 턱없이 비쌌다.

날마다 원장실에 앉아서 '지출을 조금만 줄여도 나름 괜찮은 치과인데~ 지출을 어떻게 줄이지? 매출이 조금만 더 나와 줘도 좋을 것 같은데 어떻게 매출을 올려야 될까?'하는 고민이 계속되었다. 내 첫 치과는 가질 수도 없고, 버릴 수도 없는 계륵과 같은 존재가 되어갔다.

어떻게든 버텨 보겠다는 심정으로 억지로 끌고 가던 중 완전히 마음이 떠나게 된 결정적 사건이 발생한다. 2017년, 개원 5년 차에 접어들자, 건물주는 임대료 인상을 통보한 것이다. '아니 이런 코딱지만 한 치과에 그런 월세가 타당하기나 해!'라고 항변하고 싶었지만 나는 아무런 힘이 없는 세입자일 뿐이었다. 그렇게 비싼 월세를 내면서 치과를 운영할 자신이 없어진 나는 치과를 양도 내놓을까 고민하게 되었다.

나에겐 계륵과 같은 치과였지만 양도를 내놓을까라고 고민하게 된 건, 호구 같은 원장 하나 잡아서 부실 치과를 넘기겠다는 의도는 당연히 아니었다. 그래도 매년 성실신고 구간 언저리 매출을 올리고 있고, 임대료를 제외한 다른 지출들을 줄이면 수익이 개선될 여지가 충분하다고 생각되었기 때문이었다. 또한 5년간 월 신환 수 평균이 100명 이상인 자리였기 때문에 입지가 나쁜 곳도 아니었다. 치과가 조금 작기는 하지만 조금 더 적극적이고 잘하시는 원장님께서 양수받으시면 매출이 늘어날 수 있을 것이라는 기대도 있었다.

그러나 양도마저도 건물주는 허락하지 않았다. 양도 이야기가 나온 후 알게 된 사실이지만 건물주는 내가 임대해서 들어가기 훨씬 전 과거에 세입자와 퇴거 문제로 트러블을 심하게 겪었던 트라우마가 있었던 사람이었다. 치과를 권리금 받고 다른 원장에게 넘기는 것이 나중에 혹시라도 생길 수 있는 문제의 씨앗이라고 생각했던 것 같다. 치과를 양도하면 절대 양수받은 원장과 계약하지 않겠다고 경고를 하는 건물주에 의해서 양도라는 옵션은 머릿속에서 지워야만 했다.

이제 내게 남은 건 폐업이냐 유지냐 두 가지 갈림길뿐이었다. 폐업해야 할까, 말아야 할까. 마치 예전 TV프로그램의 〈그래, 결심했어〉처럼 미리 선택 후의 미래를 알 수 있다면 좋을 텐데 그럴 수 없어 고민은 깊어갔다.

3. 개원 후 5년 만에 폐업하다(feat. 폐업절차 제대로 알아보자)

'성실신고 구간 언저리의 년 매출, 월 신환수 100명 이상을 가지고 폐업을 고민한다고? 배부른 소리 하고 있네!'

어쩌면 내 고민에 대해 배부른 소리라고 생각하는 원장들도 있을지 모르겠다. 딱 그것만 보면 그럴 수 있다. 하지만 5년간의 환자 데이터를 가지고 분석한 실상을 보면 마냥 그렇게 희망적이지 않는 상황이었다는 것에 동의할 것이다.

첫 치과에서의 5년간의 수익 그래프와 신환 관리 엑셀 통계 자료이다. (나는 치과의사가 되기 전에 회사를 다니던 3년 동안 기획팀에서 근무했었던 터라 엑셀로 이런 raw data를 정리하고 관리하는 일에 익숙했다.)

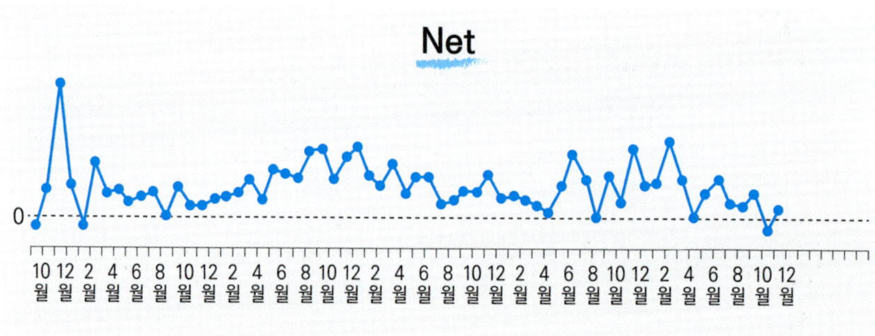

매출에서 지출(대출이자, 리스비용, 치과 운영 경비 등)을 뺀 것을 Net라고 계산하였고 매월 데이터를 그래프로 그렸다. 그래프에서 보듯이 나의 Net는 춤추듯 올랐다 내렸다 반복하고 있다. 때로는

0 밑으로 내려가기도 한다. Net가 0보다 낮은 달은 그달 번 돈으로는 생활비 쓸 돈이 남지 않는다는 의미이다. 물론 폐업이 쉬운 일은 아니기에 환자 분석을 통해 상황 개선을 시도해 보지 않은 것은 아니었다.

❖ 내원 환자 연령층(2017년)

연령대	10월	11월	12월	총계
10세 이하	12	5		396
10대	2	3		195
20대	31	37	11	2,250
30대	29	26	11	1,951
40대	11	14	2	870
50대	6	3	1	619
60대 이상	4	9	1	510
계	95	97	26	6,791

❖ 성별

남	2,883
여	3,908
계	6,791

❖ 내원 환자 C.C(2017년)

C.C	10월	11월	12월	총계
검진	33	34	11	834
스케일링	27	21	9	1,728
치주	2	3		192
충치	11	17	2	1,144
임플란트				66
덴쳐				39
미백	1			26
발치	3	6	2	509
교정				37
기타	18	16	2	2,216
계	95	97	26	6,791

❖ 내원경로

365병원	51
병원가족	43
배너	535
광고	50
간판	5,437
환자소개	540
기타소개	135
계	6,791

❖ 내원 환자 치료내용(2017년)

치료내용	10월	11월	12월	총계
스케일링	41	34	12	4,055
CA				654
레진	13	13		2,274
인레이	20	14		1,975
크라운	12	5	1	1,316
임플란트				270
덴쳐				30
미백	2			102
발치	6	9	3	1,163
교정				17
기타	6	4	1	489

❖ 치료 이행률

치료내용	계획	실행	이행률
스케일링	5,087	4,055	79.7%
CA	2,123	654	30.8%
레진	6,494	2,274	35.0%
인레이	5,580	1,975	35.4%
크라운	3,230	1,316	40.7%
임플란트	1,158	270	23.3%
덴쳐	103	30	29.1%
미백	133	102	76.7%
발치	4,160	1,673	40.2%
교정	45	17	37.8%
기타	739	489	66.2%

지난 5년간 내원한 환자의 통계를 분석해 보자.

주 연령층은 2~30대다. 스케일링, 레진, 인레이, 크라운 위주의 진료를 주로 했고, 임플란트 월평균 4.5개, 덴쳐 월평균 0.5개다. 주된 CC는 스케일링, 충치 치료이고, 주 내원 경로는 간판을 보고 온 경우가 많았다. 그냥 지나가다가 보고 왔다는 뜻이다. 치료 이행률을 보면 굉장히 낮은 것을 볼 수 있다. 그나마 스케일링은 79.7%인데 대부분이 30% 전후다.

데이터만 봤을 때 무엇이 문제인지 감이 잡히는가? 치료 이행률만 높여도 사실 모든 문제는 해결이다. 하루 8시간 중 정작 일하는 시간은 얼마 되지 않았기에 치료 이행률이 높아져서 하루 종일 일하게 된다면 매출은 당연히 올라갈 수밖에 없다.

내 생각은 꼬리에 꼬리를 물게 된다. '치료 이행률을 높이려면 상담 동의율을 높여야 하나? 상담 동의율을 높이려면 어떻게 해야 하지? 잘 모르겠다. 실장이 상담을 잘 못하나? 환자가 치료를 망설이게 하는 무엇인가 잘 모르는 내 치과의 문제가 있나? 잘 모르겠다.' 꼬리에 꼬리를 무는 생각의 끝은 언제나 '잘 모르겠다.'였다. 다만 확실했던 것은 365일 오픈하는 내과에 왔다가 간판을 보고 들어온 신환 수가 충분하다는 것이었다.

'그래! 임플란트 같은 객단가가 높은 진료를 늘리자! 그러면 매출이 늘어날 거야. 저가 임플란트를 도입해서 임플란트 수가를 낮추자! 그러면 임플란트 환자가 늘면서 매출이 늘 거야. 좋았어!'

의식의 흐름대로 나는 저가 임플란트를 도입했다. 결과는 어떠했을까? 참패였다. 지금 와서 생각하면 실패가 당연하다고 생각되지만, 그때는 실패한 원인조차 모르고 좌절했다. 내원 연령층이 20~30대인데 임플란트가 많겠는가, 충치 치료가 많겠는가? 우리 치과 대상층 분석도 제대로 하지 않은 채 그저 싸게 하면 된다는 어이없는 전략은 당연히 망하는 지름길이었다. 저가 전략은 누구나 쉽게 적용할 수 있는 가장 쉬운 방법이다. 그리고 가장 기피해야 할 방법이기도 하다. 환자들도 바보가 아닌 이상 무조건 싸다고 오지 않는다. 무엇보다 싸다고 해도 임플란트할 치아가 없는데 어떻게 하겠는가? 마치 소와 사자의 사랑 이야기에 나오는 사자와 소의 사랑법(소에게 매일 고기를 가져다주는 것)과 같은 이치다.

그 당시에는 그게 전부라고 생각했다. 이미 무엇이 문제인지 객관적인 시선으로 바라볼 수 없는 상황이었다. 나름 계획을 세워 진행했음에도 실패하자 이미 의욕을 잃을 대로 잃은 난 '그래 폐업해야겠어!'라고 저질러 버렸다.

마음을 정하기가 힘들었지, 마음을 정하고 나니 지금까지 했던 고민은 하루아침에 사라지고 평안한 마음이 찾아왔다. 이제 폐업만 하면 되는 것이었다.

그러나 치과 폐업이 어디 쉬운 일이랴? 오늘까지 근무하고 딱 내일부터 폐업! 이렇게 되는 것이 아니었다. 폐업 절차를 생각하니 또다시 머리가 아파지기 시작했다. 진료를 어떻게 줄여나가고,

폐업 사실을 어떻게 알릴 것이며, 지금까지 치료했던 구환들의 A/S는 어떻게 할 것이고, 진행 중이던 치료는 어떻게 하고, 치료가 완료되지 않은 환자의 환불은 어디까지 할 것인가, 이런 자질구레한 일들로 골치가 아파졌다.

현명한 선배 원장님들께서 말씀하셨다. 돈으로 해결되는 문제면 쉬운 문제다! 그 말에 백 번 공감하며 환불 절차를 진행했다. 진행 중이었던 교정 진료는 이어서 교정 진료를 진행해 줄 치과가 없어서 디본딩까지 한 달 남은 환자까지 수납액 전체를 환불했다. 교정뿐만이 아니라 진행 중인 그 어떤 진료도 주변의 치과에서는 받아줄 수 없다고 해서 치료가 오래 걸리는 임플란트 진료를 끊었다. 폐업 시기까지 치료가 종결될 수 없는 진료는 그 뒤로, 순차적으로 줄여나갔다. 엔도를 줄였고, 그 뒤로는 인레이를 줄였다. 그 뒤 한 달 동안은 일주일에 한 번씩 오픈한다는 공지와 함께 일주일에 한 번씩 체크 환자와 A/S만 하면서 진료를 마무리했다.

폐업을 공지하고서 병원을 운영하기는 쉽지 않다. 어느 누가 폐업하는 병원에 진료를 받고 싶겠는가? 그래서 마지막 한 달 동안 체크 환자를 보면서 병원 문 앞에 이전을 한다는 공지(사실은 폐업이지만)를 붙여놓았다. 일주일에 한 번만 오픈했으므로 한 달에 4번만 환자들에게 폐업 사실을 둘러대면 되는 것이었다.

이제 차트를 처리해야 한다. 의료법상 폐업 시에 종이 차트는 보건소에서 맡아서 보관해야 되지만, 실제로 보건소에는 종이 차트를 보관해 줄 장소가 없다는 이유로 맡아줄 수 없다고 하였다. 어쩔 수 없이 나의 소중한 개인 정보인 개인 핸드폰 번호를 보건소에 남기고 보험 서류 등의 이유로 차트가 필요한 환자들의 연락을 받을 수 있게 하였다. 환자에게 전화가 오면 이전 준비 중이라고 안내하면서, 이전하게 되면 다시 연락드리겠다고 양해를 구했다.

사실 폐업하는 과정은 개원하는 것보다 100배는 더 힘들다. 개원 준비는 힘들더라도 잘될 거라는 희망을 가지고 준비하게 되지만, 폐업은 잘 안되어 문을 닫는다는 좌절감을 가지고 준비하는 것이라 심리적으로 힘들다. 돈도 많이 들었다. 무엇보다 폐업하면서 수익 창출하기는 힘들었기에 매출이 없는 상태에서 유지하는 게 힘들었다. 지금까지 벌어놓은 돈이라도 많으면 어떻게든 버틸 텐데 그마저도 쉽지 않았다. 타개할 방법이 있다면 웬만하면 폐업은 권하지 않는다.

그럼에도 도저히 앞이 보이지 않아 깜깜한 경우, 온갖 방법을 다 동원해도 개선점이 보이지 않고, 어떻게 해야 할지 감조차 잡히지 않는다면 과감하게 폐업을 결정하는 것도 나쁘지 않다. 새 그림은 새 도화지에 그리는 것이 훨씬 쉽다.

4. 신환수 월 100명, A급 입지가 망한 이유를 분석하라

"에이. 나만 그런 게 아니야. 다들 적자와 흑자를 오가면서 그렇게 사는 거지."

"물론 지금 내가 원장실에 앉아서 놀고 있지만 들어보니 주변에서도 다들 힘들다고 하는 거 보면 나만 그런 건 아니야."

폐업을 고민하는 원장들은 자기 위안을 하면서 버틴다. 그런데 가만히 들여다보니 잘 되는 치과는 계속 잘 된다. 나만 안 되는 것만 같다. 상대적 박탈감도 든다.

도대체 뭐가 문제일까? 입지가 문제인가? 상담을 잘 못했나? 환자 응대가 문제인가? 수가를 내리면 괜찮을까? 이럴 바엔 폐업하는 게 맞지 않을까? 폐업하고 재개원을 하면 잘될 수 있는 걸까?

꼬리에 꼬리를 물고 질문해 봐도 답을 찾을 수 없다. 터질 것 같은 머리를 붙들고 끊임없이 고민한다. 나도 물론 그랬었다. 그런데 막상 폐업해야겠다고 마음먹고 나니 마음이 편해지면서 첫 개원을 준비하던 그때의 기분처럼 재개원은 성공할 것이라는 희망만이 가슴속에 차올랐다.

물론 희망만으로 되지는 않는다. 계획 없이 꿈꾸는 희망은 시험 공부도 하지 않은 채 좋은 성적을 받기를 기대하는 것과 다름없다. 그런 도둑심보로 이미 쓴맛을 보았기 때문에 아무 준비 없이 맞이할 생각은 애초에 버렸다.

첫 번째 치과는 월 신환 수가 평균 100명을 넘었고, 내원 경로도 '간판을 보고 들어온 환자'가 압도적으로 1위를 차지하고 있다. 누가 봐도 A급 입지였다. 그럼에도 나는 폐업했다.

첫 개원에서 맛본 실패는 썼지만 그만큼 큰 교훈을 얻었다. 그림을 그릴 도화지를 먼저 찾을 게 아니라 내가 어떤 그림을 그릴지 먼저 결정해야 한다는 사실을 말이다. 첫 개원에서 나는 유화를 그릴지 수채화를 그릴지 결정도 하지 않은 채, 타인이 내 앞에 던져놓은 도화지에 밑그림도 없이 색칠하기 시작했고 무슨 그림인지 알아보기 힘든 결과물을 냈다. 재개원에서도 그런 실패를 반복하지 않기 위해서 앞으로 그릴 그림의 밑그림을 구상하기 시작했다. 그 시작은 첫 치과에서 실패하게 된 요인에 대한 분석이었다.

첫 번째 문제는 규모와 위치의 문제였다. 28평이라는 작은 평수는 가성비가 중요한 규모이다. 작은 규모에 낮은 월세, 적은 직원 수로 경비를 최소화하고 수익을 극대화해야 했다. 그러나 지하철역 바로 앞 가장 번화한 지역에서, 그것도 1층에 위치한 덕분에 '비싼 임대료'는 시작부터 마이너스일 수밖에 없었다.

두 번째 문제는 내원 환자의 연령대였다. 주 연령대가 2~30대라서 진료의 난이도가 낮고 깔끔하지만, 객단가가 낮았다. 아직 부모의 손에서 벗어나지 않은 나이대라 결정권자가 본인이 아닌 경우가 많았다. 그들을 설득하는 것이 또 하나의 관문이었다.

같은 환자 수를 봐야 한다면 객단가가 높은 진료를 할 가능성이 많은, 게다가 경제권을 가지고 있는 연령대를 보는 것이 매출을 올리는데 훨씬 유리하다.

세 번째 문제는 직원 관리 문제였다. 첫 치과 5년 동안 실장을 맡았던 직원은 총 4명이었다. 첫 실장은 조용한 성격으로, 환자가 없을 때 데스크에 앉아서 독서를 하였다. 소설, 에세이, 시집 그 종류를 가리지 않고 읽었다. 그 정도가 지나쳐서 책을 대여해 주는 업자가 치과로 방문해서 읽은 책을 수거하고 새로운 책을 가져다 줄 정도였다. 첫 실장이 퇴사하고 새로운 실장은 바로 아래 연차의 직원이 대신했다.

문제는 여기에 있었다. 기존 직원으로서 제대로 배운 것이 없다 보니 그저 보고 배운 대로 환자가 없는 시간은 실장들의 독서 시간이 되었다. 직원 관리의 부재 때문에 생긴 문제였다.

물론, 독서하는 것은 너무나도 좋다. 문제는 일을 제대로 해놓고 쉬는 게 아니었다는 것이다. 상담 후 미내원 한 환자, 노쇼 환자 등에게 전화하고 내원을 유도하거나 치과 관리를 해야 하는 위치임에도 그 모든 걸 하지 않고 그저 자신을 위한 책 읽기에만 전념하는 것은 중간관리자로서의 태도가 아니다.

네 번째 문제는 시스템의 부재였다. 환자가 문을 열고 들어와서 치료 종료 후 나갈 때까지 전체적으로 정해진 규칙이 없었다. 업무는 어떻게 분담하고, 환자를 어떻게 응대하고, 리콜은 어떻게 할 것인가. 정해진 규칙이 없이 주먹구구식으로 운영되었다.

다섯 번째 문제는 치과 브랜딩의 부재이다. 내 치과는 어떤 치과인지, 어떤 경쟁력 있는 진료를 하는지 명확한 컨셉이 없었다. 환자가 오면 치료하고, 환자가 안 오면 마냥 환자 오기만을 기다리는 그런 치과였다. 좋게 말하자면 물 흐르듯 흘러가는 치과였고, 나쁘게 말하자면 별다른 의욕이 없는 치과였다.

첫 치과의 문제점을 하나씩 헤아리자면 셀 수도 없겠지만 그 당시에 내가 생각했던 문제점은 이렇게 크게 다섯 가지 정도였다.

'재개원 때는 그런 문제가 없이 개원할 수 있을까?', '내가 문제라고, 생각했던 부분에 있어서 준비를 잘하면 성공하게 될까?' 등 재개원전 여러 생각들로 복잡했지만, 재개원을 하고 벌써 5년 가까이 흐른 지금 생각의 정리가 되었다.

"이상과 현실은 다르다. 그러나 이상이 없이 더 나은 현실은 만들어지지 않는다."

아무 계획 없이 도화지에 그림을 그리면 선만 그리다가 말 수 있다. 어떤 그림을 어떻게 배치하고 그릴 것인지 미리 계획하면

커다란 도화지에 가득 채워진다. 치과 개원도 마찬가지다. 내가 어떤 그림을, 어떻게 그릴지 결정하고 난 후 그림에 맞는 도화지를 찾아서 하나씩 그려 나가다 보면 누구나 성공 개원을 할 수 있을 것이다.

먼저 우리 치과의 문제점을 분석해 보자. 그리고 내 머릿속 계획을 하나씩 그려보자.

폐업하고 재개원에
성공한 원장이 말하는

성공치과 개원전략

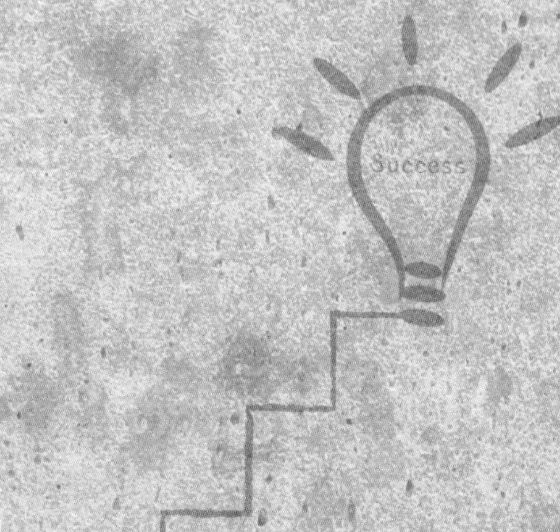

- 2부 -

성공하는 치과개원전략 3단계

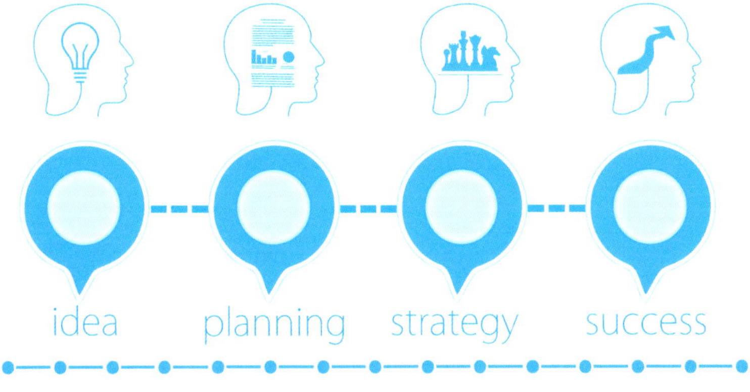

2부. 성공하는 치과개원전략 3단계

1단계: 병원 컨셉, 철학, 미션을 세워라

1. A급 입지 vs B급 입지 어디를 선택할 것인가?

치과 개원에 성공하기 위한 첫 번째 조건은 입지, 두 번째 조건은 위치, 세 번째 조건은 자리라는 우스갯소리가 있다. 그만큼 입지가 중요하다는 것을 강조하는 말이다.

A급 입지란 무엇인가? 지하철역이나 버스 정류장 주변의 접근성 좋고 유동 인구 많은 자리, 랜드마크급 건물이 인접해 있어서 누구나 쉽게 기억할 수 있는 자리를 말한다. 개원을 준비하고 있는 원장들이라면 누구나 A급 입지를 찾아서 들어가고 싶어 한다. 나 또한 그랬다. A급 입지에만 들어가면 알아서 환자가 들어올 것으로 생각했다.

과연 그럴까? A급 입지에 위치한 치과는 무조건 성공하고 B급 입지에 위치한 치과는 다 망하는 것일까?

그렇지 않다. 전국 수많은 치과들이 모두 A급 입지에 자리잡고 있지는 않다. 오히려 A급 입지가 아닌 곳에 자리 하고 있는 치과가 훨씬 더 많을 것이다. 'A급 입지 vs B급 입지' 어느 곳을 선택할 것인가? 선택권은 나에게 있다.

지금 내 치과 자리는 두 지하철역 사이의 사거리에 있다. 그 어느 역과도 가깝다고 하기 힘든 애매한 위치다. 당시 개원 자리를 알아보고 있을 때 지하철역 쪽에서 사거리 쪽으로 낡은 건물들이 헐리고 빌딩과 오피스텔들이 들어서고 있었다. 나는 지하철역 상권이 사거리 쪽으로 확장되고 있거나 이동되고 있다고 생각했다. 게다가 동네 사람들이라면 누구나 알고 있는 가장 오래된 랜드마크급의 종합병원이 바로 옆에 있다.

이론적으로 랜드마크급 건물 옆자리는 A급 입지이다. 사실 당시에는 A급 입지라고 생각했고, 선택했다. 그러나 개원하고 난 후 환자로 내원한 근처 부동산 사장님과의 대화를 통해 지금 이 자리는 동네 사람들이 주로 다니는 동선과 동떨어진 사거리라는 사실을 알게 되었다. A급 입지라고 생각했으나 B급 입지였던 것이다.

보통 입지의 등급은 별다른 노력 없이 만들어지는 월 신환수로 환산해 볼 수 있다. 간판만 보고 들어오는 신환수가 몇 명이냐에 따라 달라지는 것이다. 여기서 질문이 있다. 월 신환이 몇 명이어야

A급 입지일까? 월 신환이 100명이면 A급 입지인가? 그렇다면 그 정도 신환에 어느 정도의 매출을 올릴 수 있다고 생각하는가? 월 매출 1억? 이것이 신환에 대한 흔한 편견이다.

단순히 신환 수만으로 평가해서는 안 된다. 신환 수뿐만 아니라 신환의 주된 cc, 내원 경로, 주 연령층, 주거 형태, 주변 어느 지역에서 주로 많이 오는지 등. 이 모든 것들이 매출을 결정하는 요소이다.

첫 개원 때는 별다른 광고도 없이 5년 동안 월평균 신환이 100명을 넘었다. 소위 말하는 A급 입지이다. 그러나 자세히 들여다 보면 깡통이나 마찬가지였다. 내원 환자는 20~30대의 환자가 주를 이뤘고, 주된 CC도 스케일링이었다. 주로 간판을 보고 찾아왔다는 환자들이었지만 주요 진료 자체가 매출을 올릴 수 없는 형태였다.

지금은 월평균 신환 4~50명 정도의 부동산 사장님을 통해 입증된 B급 입지이다. 내원 환자들은 60대 이상이 주를 이루고 있고, 주된 cc도 덴쳐나 임플란트 상담이다. 간판 보고 오는 환자들보다 주로 소개로 온 환자들이 많다. 지금 매출은 첫 개원 때 매출의 2배가 넘는다. 첫 개원 때보다 신환은 1/2 이하가 되었으나 매출은 2배 이상이 된 것이다.

위의 정보를 가지고 "A급 입지를 뛰어넘는 성과를 내는 B급 입지라니! 이런 차이를 만드는 것은 과연 무엇일까?"라고 묻는다면 분명 "상권이 다르잖아! 내원하는 환자군이 다르잖아! 그때는 넋 놓고 있었다면서!'라고 답할 것이다. 맞는 말이다. 그 말은 즉 A급 입지에 위치하고 있다는 것만으로 성공을 보장해 주지 않는 다는 말이다.

상권의 차이, 내원하는 환자군의 차이, 적절한 컨셉과 전략이라는 변수에 의해서 B급 입지에서 A급 입지보다 나은 결과를 낸 것이다. 변수를 줄여서 다시 한번 물어보자.

"내가 지금 이 자리가 아닌 지하철역 앞 A급 입지에 자리를 잡았다면 지금 같은 성과를 낼 수 있었을까? 아니 A급 입지니까 지금 보다 더 큰 성과를 낼 수 있었을까?"

이 질문에 답을 한다면 "아니다!" A급 입지에는 이미 같은 생각으로 몰려든 수많은 치과들이 존재한다. 그들과 경쟁해서 살아남기 위해서는 역설적으로 오히려 더 많은 노력이 필요할 수 있다. 500 m 옆의 치과와 경쟁하는 것이 아니라 바로 옆, 앞, 위의 치과와 경쟁하게 되는 것이다. 더 경쟁력 있고, 더 매력적인 치과가 되어야만 옆 치과로 들어갈 환자가 내 치과로 들어오게 된다. 그런 치과가 될 자신이 있는가? 그렇다면 어떤 입지에 치과를 오픈하더라도 무조건 성공이다.

A급 입지에 대한 편견을 버리자. 입지는 개원 성공을 위한 수많은 조건 중 하나일 뿐이다. 운 좋게 A급 입지에 입성했더라도 그 자체만으로 성공을 불러오지는 않는다. 오히려 한 걸음 물러서서 B급 입지를 스스로 선택하더라도 그에 맞는 좋은 컨셉과 시스템

구축으로 충분히 더 나은 결과를 만들어 낼 수 있다.

나는 오히려 A급 입지가 아닌 것에 감사하다. B급 입지에 내 전략이 잘 맞아떨어졌기에 더 크게 성장할 수 있었다. 당신의 전략은 무엇인가? 입지전에 우리 치과 컨셉과 방향성부터 잡아보자.

2. 지피지기면 백전백승, 먼저 원장 자신을 알라

개원을 준비할 때 제일 먼저 드는 생각이 무엇일까? 아마도 '어디에 개원해야 대박이 날까?'라는 생각일 것이다. 개원 성공은 무조건 입지에 달려있다는 생각 때문이다.

개원 성공의 조건 중에 입지가 가장 중요한 부분 중 하나라는 사실은 이견을 가지기 힘들다. '좋은 입지를 먼저 찾고 그 입지에 맞는 치과를 만들어야지'라는 생각이 틀린 생각은 아니다. 다만 그러한 경우 개원의 중심이 내가 아닌 치과가 된다. 입지를 먼저 고르고 상황에 맞는 치과를 만들게 된다면 그곳에 억지로 욱여넣고 있는 나를 발견하게 될 것이다.

친한 친구 중에 구강외과 전문의 A가 있다. 신도시 불패라는 말을 들어서였을까. A는 구강외과 전문의임에도 신도시 쪽 자리만 알아보았다. 신도시니까 왠지 환자들이 몰릴 것으로 생각한 것 같다. 그런데, 과연 신도시에 치과를 오픈하면 무슨 진료를 주로 하게 될까?

신도시는 특성상 신혼부부나 어린아이를 키우는 젊은 부부가 사는 경우가 많다. 처음 시작은 소아환자가 주 내원 환자가 될 것이고, 자리를 잡아가면서 성인 환자들이 늘어나는 경우가 대부분이다.

소아환자만 치료하고 있는 구강외과 전문의라니! 뭔가 언밸런스한 모습이다. 아마도 A는 단순하게 신도시에 다른 치과보다 먼저 들어가서 자리 잡고, 밀려오는 환자들을 보는 모습을 상상했을 것이다. 물론 그렇게 시간이 흐르고 치과가 자리를 잡으면 개원에 성공하겠지만 입지가 만들어낸 치과에 나를 맞춰가게 되는 것이다. 자신의 전문분야는 무용지물이 될 수 있다.

'나만의' 치과를 개원하기 위해서는 '어디서'가 아니라 '어떻게' 할 것인가를 먼저 생각해야 한다. '어떻게' 할지를 결정하기 위해서는 나에 대해서 정확하게 아는 것이 필요하다.

내가 어떤 진료과목을 메인으로 해서 치과를 운영하고 싶은지를 먼저 생각하자. 어떤 진료를 잘하는지, 못 하는지, 또는 하기 싫은 진료가 있는지에 대해서 정확하게 파악해야 한다. 하기 싫은 진료를 하면서, 잘하지도 못하는 진료를 잘하는 척하면서 돈을 벌기 위해 하는 것만큼 곤욕인 일이 있을까. 치과에서 모든 영역의 진료를 다 할 필요는 없다. 버릴 진료는 과감히 버리자.

나는 어떤 성향의 사람인가? 적극적인 사람인가, 소극적인 사람인가 파악하자. 어떤 성향의 사람인지에 따라서 개원의 규모와 개원의 위치가 달라질 수 있다. 소극적이고 물 흐르듯 사는 사람이 강남 한복판에 들어가서 저가 임플란트를 광고하면서 페이 원장을 고용해서 치과 운영을 할 수 있을까? 적극적인 사람이 동네에서 소소한 진료를 하면서 조용히 운영하는 치과에 만족하면서 운영할 수 있을까? 자신에게 맞는 옷을 입었을 때 가장 빛나는 법이다.

개인 사정도 고려하자. '내가 아이들의 주 양육자가 되어야 하는가?' 같은 다소 개인적인 사정들도 개원의 형태를 결정할 때 고려되어야 하는 조건이다. 아이들을 돌보기 위해서 최대한 병원 진료시간을 적게 가져가야 된다면, 그런 조건에 맞는 치과의 형태를 고민해야 할 것이고 그에 맞는 입지를 찾아야 할 것이다.

나는 소아환자 진료를 하기 싫고 잘하지도 못한다. 'Tell, Show, Do'를 머릿속에 되뇌며 어린 환자를 달래가면서 치료해 보지만, 울어 젖히면서 체어를 한 시간씩 차지하고 있는 환자를 보고 있자면 머릿속이 하얗게 된다. 그래서 소아환자는 진료에서 제외했다. 교정도 마찬가지이다.

첫 개원 때 교정 페이 원장을 써 봤지만 내가 직접 하지 않는 진료에 한계를 느꼈다. "브라켓이 떨어졌어요.", "철사가 뺨을 너무 찔러요." "예약 날 시간이 안 돼서 오늘 왔어요." 등 다양한 이유로 환자들은 교정 페이 원장이 오지 않는 날 치과를 방문했다. 결국 교정 진료도 하지 않아야겠다고 마음먹었다.

첫 개원 때 이미 2~30대 환자들 진료의 낮은 객단가로 고생을 해봤던 터라 진료의 타깃을 노인 환자로 잡았다. 노인 환자를 대상으로 임플란트, 덴쳐, 보철 등 객단가가 높은 진료를 해야겠다고 생각했다.

나는 공격적인 성향도 아닐뿐더러 경쟁적이지도 못해서 항아리 상권이나 아파트 단지 같은 동네에 들어가서 정해진 환자 수를 두고 주변 치과와 경쟁을 해야 하는 상황이 부담스러웠다. 오히려 주변 치과와의 경쟁보다는 열린 상권에서 새로 유입되는 환자들을 창출하는 게 나의 성향에 맞는다고 판단했다.

작은 평수에서 적은 인원으로 하는 가성비 좋은 알짜 치과와도 맞지 않았다. 나는 친구들이 '호구 원장'이라고 부를 정도로 직원들을 생각하는 원장이다. 직원이 행복해야 치과도 행복하다는 철학으로 근무조건이나 복지를 중요하게 생각하기에 직원 수가 어느 정도 여유 있어야 했다. 당연히 인건비가 많이 나올 수밖에 없었다. 그렇다면 오히려 규모를 조금 키워서 50평 이상의 규모에 중간 관리자를 두어 직원 관리를 해야겠다고 생각했다. 규모를 유지하면서 안정적으로 운영하기 위해서 월 매출은 최소 7천은 되어야 한다고 판단했다.

나는 그렇게 개략적으로 어떤 치과를 오픈할 것인지 결정을 한 후 노인 거주 인구가 많은 오픈된 상권의 입지를 중심으로 고민했고,

알맞은 평수의 건물을 찾는데 주력했다. 그리고 목표 매출에 도달할 수 있을지 가늠하기 위해서 주변 치과들의 매출을 조사했다. 정확하지는 않겠지만 임플란트 영업사원을 통해 임플란트 사용량을 체크하고, 소상공인 마당과 같이 정부에서 제공하는 통계 사이트들을 활용하여 조사하였다. 주변 치과에서 올리고 있는 매출은 매우 중요하다. 주변 치과들이 다들 고만고만한 매출을 올리는데 그곳에 들어가서 나만 군계일학처럼 특출할 수는 없기 때문이다.

단지 개원 성공에만 초점을 맞춘다면 일의 순서야 어찌 되었든 해낼 수 있을 것이다. 그러나 그 누구도 치과를 개원하면서 딱 5년만 하고 옮겨야지! 라고 생각하지 않는다. 나에게 맞는 '치과의 형태'를 먼저 고민하는 것은 개원 성공의 지름길일 뿐만 아니라 Long term follow up에서 좋은 예후를 가져다줄 열쇠이다.

3. 우리 치과만의 컨셉을 정하고 비전을 세워라!

"어떤 차별화를 했어?"

오랜만에 만난 선배에게 재개원 소식을 알렸더니 선배가 물었다. 쏟아져 나오는 개원 치과 사이에 어떻게 차별화해서 살아남으려고 하느냐는 것이다.

치과 개원 상황은 녹록하지 않다. 나보다 한발 앞서 개원한 수많은 치과들이 즐비하고, 그들과의 경쟁을 통해 나의 치과를 자리매김해야 한다. 이미 자리 잡고 있는 치과들과 차별성 없이 그저 빈자리를 찾아 대충 개원해서는 살아남을 수 없다.

저가 임플란트를 내세운 치과, 내비게이션 임플란트를 한다는 치과, 수면마취를 한다는 치과, 현미경을 갖추고 있다는 치과, 3D 프린터를 이용하는 치과, 원데이 진료를 한다는 치과, 미니쉬를 한다는 치과 등 다른 치과에서 하지 않는 진료를 차별점으로 삼아 승승장구하는 치과들은 하나, 하나 열거하기도 힘들 정도로 많다.

그렇다면 전국에 수많은 치과들이 저마다 독특하게 차별화된 무기를 가지고 있을까? 그렇지 않다. 그저 묵묵히 남들 하는 진료를 하면서 운영하는 치과들도 많다. 별다른 특별한 것도 없어 보이는데 대박난 치과들도 있다. 무엇이 대박 치과로 만든 것일까? 그 치과만의 컨셉과 비전에서 그 답을 찾을 수 있다.

삼성서울병원, 서울아산병원은 전국에서 환자들이 몰려든다. 그곳이 친절하든 불친절하든 상관없이 진료 수준이 전국 최고라고 생각하기 때문이다. 다른 곳에서는 힘들다는 진료를 척척 해내고, 치료 효과도 좋기에 멀어도 찾아간다.

치과는 어떨까? 전국 최고 수준의 치료를 받겠다는 생각으로 치과를 선택할까? 치과는 일반 의료와 다르다. 생명에 크게 지장이 없지만 감기만큼이나 잘 걸리는 치주질환, 충치 등의 치료를 하는 곳으로 자신이 사는 지역 내 치과를 선택하는 경우가 많다. 지역 내에서 자신이 가기에 가깝고 진료를 잘하는 곳을 선택하는 것이다.

환자는 치과의사가 진료를 잘하는지 못하는지 알지 못한다. 더군다나 치과를 선택하는 단계에서는 더더욱 그렇다. 결국 환자가 치과를 선택하는 기준인 '잘하는 치과'는 사실 '진료를 잘할 것 같은 치과'인 것이다. 내 치과가 '잘할 것 같은 치과'가 되어 환자의 선택을 받는 것은 전적으로 치과의 컨셉에 달려있다.

'치과의 컨셉을 정해야 한다.'라고 하면 뭔가 뜬구름 잡는 이야기 같다. 컨셉이라는 것은 거창한 것이 아니다. 한때 '바른'이라는 단어가 들어간 치과 이름이 인기를 끌었다. 치과는 비싼 진료비 때문인지, 자신이 직접 눈으로 확인하기 어려운 구강 내의 진료를 한다는 점 때문인지, 유독 다른 과에 비해서 과잉 진료를 걱정하는 환자들이 많다. 그런 환자들의 마음을 안심시키려는 노력이 치과 이름에서 드러나는 것이다. '바르게 진료한다.'라는 철학을 담아서 말이다.

서울대 나온 원장님들은 간판에 서울대 마크를 넣는 경우가 많다. 이것 역시 우리나라 최고의 대학을 나왔으니, 진료를 잘한다는 것을 보여주려는 노력이다. 이렇게 단순히 치과 이름, 간판 디자인 하나 정하는 것도 치과의 컨셉을 정하는 과정 중 하나이다.

'나는 내세울 게 하나도 없는데 어떤 컨셉을 잡아야 해?'라는 생각이 들 수 있다. 컨셉은 원장이 무엇인가 내세울 게 있어야 만들어지는 것이 아니다. 원장 자신의 철학을 세우는 것이다. 나는 어떤 마음으로 진료하는가. 어떤 마음으로 치과를 운영하는가. 자신의 철학이 명확해질 때 치과의 컨셉이 정해진다.

나는 의사에게 가장 필요한 덕목은 '측은지심'이라고 생각한다. 환자의 불편감, 아픔에 측은한 마음을 가지고 해결을 해주고자 하는 마음이 의료의 기본이다. 의사의 마음속에 '측은지심'이 자리할 때, 내 치과에 찾아온 사람들을 고객이 아닌 아픔과 불편감을 해결해 주고 싶은 환자로 대할 수 있다. '측은지심'은 환자에게 진심으로 '공감'할 때 생길 수 있다.

그래서 나는 '공감'을 키워드로 컨셉을 잡았다. 치과는 환자가 아프니까 찾아오는 곳이다. 아프고 불편한 부분을 해결하고 싶고, 그 마음을 공감받고 싶어 한다. 말하지 않아도 먼저 알아주고, 자신의 아픔에 공감해 주는 말 한마디에 환자는 통증이 곧 사라질 것이라는 믿음이 생기고 의사에 대한 신뢰가 생기게 된다. 나는 환자의 아픔에 공감하는 것이 더 나은 진료를 할 수 있게 하는 밑거름이 된다는 믿음을 가지고 있다. 그래서 '공감'이라는 키워드 아래 '환자 중심의 병원'이라는 슬로건을 내세웠다.

이런 나의 철학을 바탕으로 컨셉이라는 뼈대를 세우고 살을 덧붙여 스토리를 만들었다. '서울공감치과'라는 이름을 짓고, 쾌적한 느낌을 주기 위해서 대기실에 최대한 넓은 공간을 할애했다.

넓은 공간을 소파와 테이블로 가득 채우지 않고 여유를 둬서 옆에 위치한 종합병원이나 근처 요양병원 등에서 휠체어를 탄 환자들이 쉽게 내원할 수 있도록 하였다. 그리고 대기실 한쪽에는 안마의자를 둬서 고령층의 환자들이 이용하면서 긴장을 풀 수 있도록 하였다.

진료에도 스토리를 부여했다.

첫 개원을 한 초짜 원장이 아니라 오랫동안 다른 곳에서 치과를 하다가 확장해서 이전해 왔기 때문에 진료에 능숙하다. 치료 기간이 오래 걸리더라도 교과서적인 치료를 추구한다. 환자의 입장에서 생각한 치료계획을 세운다.

이런 스토리를 통해 나의 장점은 부각시키고 단점은 장점으로 포장했다.

치과의 철학은 원장 혼자 알고만 있어서는 안 된다. 직원들과 공유하고, 직원들이 스스로 체화할 수 있도록 매번 각인시켜 줄 필요가 있다. 그러면 직원들은 환자들에게 전파한다. 대기시간이 길어지면 "저희 원장님은 시간이 오래 걸리더라도 꼼꼼하게 교과서적으로 치료하세요. 그러다 보니 예상시간보다 좀 더 걸리기도 하세요. 기다리게 해서 죄송합니다."라고 안내한다.

단순히 "기다리시게 해서 죄송합니다."가 아니라 치과의 철학과 신념을 전달하면 환자는 조금 기다리더라도 치과에 대한 신뢰를 가질 수 있다. 이렇게 나는 내 치과만의 스토리를 만들었다. 이게 바로 나의 개원 컨셉이다.

좋은 컨셉만으로 치과가 장기적으로 살아남기는 힘들다. 갈수록 개원가의 경쟁이 치열해지고, 물가 상승으로 인해 경비는 증가한다. 성장하지 않는 치과는 결국 도태될 수밖에 없다. 꾸준히 성장하는 치과를 만들기 위한 비전을 세워야 한다.

나의 치과 비전의 중심에는 직원이 있다. 직원들과 함께 공유하고 있는 철학은 '직원이 성장해야 치과가 성장한다'는 것이다. 나는 격주로 원내 세미나를 하고 외부 세미나 비용을 지원해서 직원들의 임상 지식을 넓혀주기 위해 노력한다. 치과 특성상 다른 과에 비해 직원들의 역할이 상당수 차지한다. 직접 환자 입안에서 스케일링, 임프레션 등의 진료를 진행하기 때문에 정확하게 알고 할 수 있어야 한다.

나는 늘 '왜' 하는지 모르고 그렇게 하라고 해서 하는 일은 없어야 한다고 꾸준히 직원들에게 당부한다. 환자는 원장에게만 질문을 하는 것이 아니다. 직원들에게도 '이건 왜 그런 거예요?'라는 질문을 수없이 한다. 질문에 제대로 답하지 못한다면 환자는 대답 못 한 직원에게 신뢰를 잃게 되는 게 아니라 치과에 신뢰를 잃게 된다.

성장하는 직원은 성장한 만큼 치과에 돌려준다. '왜' 하는지 알고 재고관리를 하면 경비 절감으로 돌려주기도 하고, '왜' 하는지 알고 진료 보조 업무를 하면 진료의 cross check로 누락을 방지한다. 자신이 성장한 만큼 성장시켜 준 치과에 애사심으로 돌려주기도 한다. 성장하려는 과정에서 노력하게 되고 자연스럽게 긍정적인 조직문화가 구축된다. 구성원이 노력하는 치과는 성장할 수밖에 없다.

컨셉을 정하고 비전을 세우는 일은 결국 자신의 철학을 확인하는 일이다. 치과를 운영하면서 처음 정한 컨셉과 비전에 살이 덧대질 수는 있지만 결국 그 안에는 원장의 철학이 녹아있다. 나는 돈을 벌기 위해서 치과를 운영하는 사업가가 아닌 치과를 운영하면서 돈을 버는 의사다. 닭이 먼저냐, 알이 먼저냐의 차이일 수 있지만 '치과 의사'라는 핵심 철학이 있기에 흔들림 없이 나아갈 수 있다.

개원하기 전 나의 진료 철학은 어떻게 되는지, 나의 치과 운영 철학은 어떻게 되는지 반드시 돌아봐야 한다. 나의 철학이 명확해지고 나서야 컨셉이 정해지고 비전이 만들어지게 된다. 그렇게 했을 때 개원 성공은 자연스럽게 따라올 것이다.

2단계 :
인력 구성 및 인테리어, 장비, 재료 준비하기

1. 인테리어 업체 똑똑하게 고르는 법

첫 개원 때 인테리어를 하면서 고민했던 것은 28평이라는 공간에 어떻게 하면 모든 요소를 잘 넣을까 하는 것이었다. 도면을 여러 번 바꾼 끝에 좁은 공간에 치과가 답답해 보이지 않을 정도 크기의 대기실, 오픈 진료실 체어 3대, 수술실 체어 1대, 소독실, 직원실, 상담실, 기계실, 원장실 등 모든 것을 넣을 수 있었다.

준공한 지 30년도 넘은 낡은 건물에 위치한 치과를 그럴듯하게 세련되게 꾸며놨으니, 인테리어는 성공적이었다. 문제는 시설이었다. 치과를 운영하는 동안 건물이 낡은 탓에 갑자기 건물 메인 수도관이 터진다든지, 건물 전체에 온수를 공급하는 보일러 배관이 터진다든지 하는 예상하지 못한 많은 문제가 예고 없이 터졌다. 그때마다 인테리어 업체에 전화해서 조치를 받았다. 인테리어 업체가 해결해야 하는 문제가 아니어도 인테리어 업체 사장님은 흔쾌히 직원을 보내서 문제를 해결해 주었다. 그러다 보니 '인테리어란 공간을 잘 꾸미는 것이'라는 생각을 벗어나지 못했다.

재개원을 할 때는 준비 단계가 길었다. 폐업하고 재개원을 할 때까지 반년이라는 시간이 주어진 데다, 다시 실패하면 안 된다는 생각에 이것저것 꼼꼼하게 체크하면서 개업 준비를 했다. 인테리어를 준비할 때도 마찬가지였다. 인테리어 업체는 네 군데를 소개받아서 도면을 받아보고 컨셉 미팅을 진행하였다. 인테리어에서 내가 가장 중요하게 생각했던 것은 넓은 대기실, 직원들 세미나를 할 수 있는 세미나실, 대기하는 환자들이 편하게 쉴 수 있는 안마의자를 놓을 공간을 만드는 것이었다.

건물 구조가 가로 폭이 좁고, 세로로 긴 구조라서 대기실을 넓게 만드는 것이 쉽지 않았다. 데스크의 위치를 가로로 해 봤다가 세로로 해 봤다가 하면서 도면을 여러 번 수정하였다. 그 과정에서 가장 피드백이 빠르고 꼼꼼한 업체 두 곳을 지정해서 3D 작업을 진행했다. 나는 깔끔하고 모던한 느낌을 요구했고, 나의 요구를 빠릿빠릿하게 반영해 작업을 하였던 업체를 최종적으로 선택하고 인테리어를 진행하였다.

인테리어 업체를 선정할 때 나의 기준은 얼마나 피드백이 좋은가 하는 것뿐이었다. 인테리어를 진행하다 보면 수없이 수정 사항이 나오고 그것들을 즉각 반영하기 위해서는 피드백이 좋아야 한다고 생각했기 때문이다.

환자와 직원의 동선을 고려해서 X-ray 실과 준비실을 배치하고 규모를 느낄 수 있게 개방감 있는 오픈 형태의 진료실을 만들고, 환자가 대기실에서 진료실로 들어가는 동선에 임플란트 수술실을 배치해서 수술을 많이 하는 치과라는 느낌을 줄 수 있도록 하고, 격리된 공간에서 진료해야 하는 VIP들을 볼 수 있는 별도의 ROOM 진료실도 하나 놓았다.

역시나 인테리어 업체는 빠르게 내 요구사항들을 반영했고, 내가 생각했던 모던한 인테리어에 깔끔한 느낌의 치과가 탄생했다. 만족이었다.

개원 후 1년쯤 지났을까. "원장님! 대기실에 전구가 나갔어요." 라는 직원들의 요청이 들어왔다. 대부분의 개원의들이 그렇듯 나는 맥가이버로 빙의해서 전구를 교체하려고 대기실로 나갔다. 분명히 인테리어 공사할 때 전구 연결하는 것을 눈여겨봤는데, 아무리 나사를 돌려도 전구를 감싸고 있는 전등 갓이 분리가 안 된다. 대기실에 포인트를 주기 위해 독특한 전등 갓을 씌운 전등을 2개 넣었던 것이 이렇게 문제가 되었다. 인테리어 업체에 연락해서 해결해 달라고 해야겠지만 인테리어 업체는 이미 잔금을 치르자마자 연락 두절 상태였다. 일도 빠릿빠릿하더니 튀는 것도 빨랐다. 그렇게 나는 인테리어 업체에 먹튀를 당했다.

이미 두 번째 개원이라 인테리어에 대해서 알 것은 다 안다고 생각했다. 컨셉에 맞는 구조와 꼭 넣었으면 하는 공간을 고민하고,

도면이 나오면 인테리어를 통해 어떤 느낌을 주고 싶은지 고민하고, 내장재를 고르고, 꼼꼼한 검사를 통해 하자를 수정받으면 인테리어는 끝이라고 생각했다. 차 하나를 사더라도 A/S가 어려운 외제차는 구매에 대한 고민하게 되는데 나는 왜 그 생각을 못 했을까.

생각해 보니 인테리어 공사 기간 중에도 문제가 있었다. 공정이 미뤄지는 것은 당연하고, 막 고용된 신입으로 보이는 직원 하나가 공사 관리를 한답시고 치과 한구석에 앉아서 핸드폰을 보고 있었다. 인테리어 업체는 시작한 지 얼마 안 되는 신생 업체였고 직원이라고는 신입사원 한 명과 사장뿐이었다. 사장은 내 치과만 하는 것이 아니기 때문에 다른 치과 공사를 수주하기 위해서 바빴고, 신입사원만이 와서 어리바리하게 있었다.

인테리어 업체를 선택할 때 중요한 것이 무엇일까? 구조를 잘 뽑는 능력, 나의 컨셉을 잘 구현해 주는 미적 센스, 적절한 피드백, 공사비, A/S 등 고려해야 하는 많은 요소들이 있다. 대부분의 고려 요소는 몇 번의 미팅만으로 충분히 파악이 가능하다. 그러나 A/S는 다르다. 일단 공사가 완료된 다음에는 그대로 오랜 기간 사용해야 하므로 A/S가 중요한 요소임에도 많은 원장들이 결과물을 만들어 내는 데에만 신경을 쓰고 있다.

만약 다시 한번 인테리어를 할 기회가 생긴다면 A/S를 얼마나 꼼꼼하게 해주는지부터 가장 먼저 볼 것이다. 신생업체라고 모두 다

그러는 건 아니다. 다만 어느 정도 실적이 있는 곳이 경험이 많다 보니 원장이 놓치는 부분들도 신경 써주고 A/S도 잘해 준다. 혹시 지금 인테리어 업체를 선정하고 있다면 꼭 기억하자.

A/S 기간, 하자 보수관리를 어디까지 해주는지, 시공 실적은 어떠한지 꼼꼼하게 살펴보자. 필요시 A/S 관련 내용을 계약서에도 명시해 두면 좋다. 한번 하면 몇 년, 몇십 년을 써야 하기에 가장 공들여 선정해야 함을 잊지 말자.

2. 호구되지 않는 장비 및 재료 업체 선정하기

병원 장비는 고가가 많다. 그러다 보니 꼼꼼하게 알아보고 선택해야 한다.

나는 첫 개원 때 비슷한 시기에 개원한 친구와 후배가 이미 다 알아본 장비와 재료에 패키지로 묶어서 할인받으며 계약하였다. 내가 한 업체 미팅 같은 것은 없었다. 그저 친구의 연락을 받고 "그래! 그거로 하자! 땡큐"라고 한마디 했을 뿐이다.

유닛 체어는 신흥에서 4대를 구입하면서 친구, 후배와 패키지로 묶인 덕분에 각종 소 장비들을 서비스로 받았다. 따로 구매한 소 장비는 레시프록 엔도 엔진밖에 없을 정도였다. 임플란트 엔진은 신규 패키지를 통해 마련하였고, 재료 및 기구도 별다른 고민 없이 대형 재료상에서 할인을 받으며 구매하였다. 지금 생각해 보면 정말 아무 생각 없이 돈을 썼다. 어차피 할부라 목돈이 나가는 것이 아니다 보니 더 그랬던 것 같다.

재개원 때는 기존에 쓰던 유닛 체어, 소 장비, 기구를 그대로 가져왔기에 구매해야 하는 장비들은 몇 개 없었다. 필수 장비들은 다 갖추고 있었지만 이것도 해보고 싶고, 저것도 해보고 싶은 욕심에 구매를 고민했던 장비들이 참 많았다. 플라즈마 멸균기, 레이저, 턱관절 물리치료기, 수술실 무영등, 구강 스캐너 등의 진료 장비나 안마의자, 자동 혈압측정기, 빨래 건조기 같은 편의장비 같은 것들이었다. 순간 '다 사버릴까?'하는 욕망이 스멀스멀 올라 왔지만, 곧 생각을 바꿨다. 욕심껏 다 구매하다 보면 병원 한구석에서 몇 번 쓰지도 않은 장비들이 먼지 쌓여가는 모습을 지켜보게 될 것 같았다.

경험해 보고 얻은 인사이트(insight)로 나만의 장비 구매 원칙을 세웠다. 가능성을 보고 구매를 하자는 것. 단, 병원 컨셉을 위해서 꼭 필요한 것이라면 비싸더라도 구매를 하기로 했다.

요즘은 파노라마 장비가 많이 저렴해져서 CT나 Cephalo 기능을 추가하더라도 금액이 그렇게 비싸지 않다. '교정진료는 절대 하지 않을 것이다.'라고 마음을 먹은 나에게 Cephalo 기능이 무슨 필요가 있겠나 싶었지만, 사람 일은 모르는 것이다. 나의 타깃 연령층은 50~60세 이상으로 교정 니즈(needs)가 없지만, 추후에 병원 경영을 위해 교정 needs가 있는 연령층으로 타깃을 확장할 수도 있는 것이다. 결국 진료의 확장 가능성을 염두에 두고 CT와 cephalo 기능이 모두 들어간 파노라마 장비를 구매하였다.

안마의자는 '환자 중심의 병원'이라는 슬로건에 꼭 필요한 아이템이었다. 타깃 연령층이 높아 대기하는 시간이나 수술 후 긴장을 풀어주는 용도로 쓰면 좋겠다고 생각했다. 역시나 탁월한 선택이었다. 지금도 여전히 환자들에게 가장 인기 있는 아이템이 되었다.

플라즈마 멸균기는 일반 멸균기와 달리 진공상태에서 과산화수소를 이용해서 멸균을 해서 60도 이하의 온도에서 단 30분 만에 멸균할 수 있다. 임플란트와 같이 객단가가 높은 진료를 중점적으로 할 계획이었기에 급하게 수술 준비를 할 때 꼭 필요한 장비였다. 핸드피스 소독기가 따로 판매되고는 있지만 저온으로 멸균을 할 수 있는 플라즈마 멸균기를 이용하는 것이 핸드피스 수명에 좋다.

보통 치과에 세탁기는 들여놓지만 건조기는 잘 들여놓지 않는다. 빨아서 건조대에 널어서 말리는 방식을 쓴다. 그런데 잘못 말리거나 장마철 같이 습한 날씨에는 소공포에서 냄새가 날 수 있다. 건조대에 널 자리가 부족하면 퇴근하면서 체어에 널어서 말리는 일도 흔하다. 직원을 위해서도 환자를 위해서도 빨래건조기는 꼭 필요했다.

무영등은 조금 고민이 되었다. 일반 외과 수술에서는 꼭 필요하지만 임플란트 수술에는 그렇게 필요가 없었다. 아무리 생각해도 환자에게 보여주기 이상의 의미를 찾을 수 없어 반려했다. 대신 무영등의 효과를 내기 위해서 인테리어 공사를 할 때 체어 위치를 고려해서 수술실 천장에 전구를 무영등처럼 촘촘히 넣었다.

사고 싶었던 나머지 장비들은 치과의 컨셉을 위해 필요하지도 않았고 미래에 필요한 시기에 언제든지 구매를 할 수 있기 때문에 개원 당시에는 구매를 보류하였다. (물론 지금은 다 구매했다.)

기구나 재료는 보통 원장들이 선호하는 제품을 구매하게 된다. 손에 익숙하고 써본 재료를 위주로 보는 것이다. 그러나 기구나 재료를 구매할 때도 원칙이 중요하다.

나는 수술 시 쓰는 기구들은 내구성이 좀 더 좋고 사용감이 좋아야 된다고 생각해서 비싸지만 휴프레디 제품을, 일반적으로 쓰는 기구들은 국산으로 구매하였다. 덴탈 미러는 정확히 봐야 되는 엔도나 프렙 때 사용할 수 있게 조금 더 비싸지만 전면코팅 미러를 구매하였고, 일반 검진을 할 때 쓰는 미러는 뒷면 코팅된 저가의 미러를 구매하였다. 재료는 유통기간이 있기에 소량씩 구매하여 놓고 필요할 때마다 바로바로 구매하기로 하였다. 구매해야 할 기구나 재료의 구매 목록이 나오면, 대부분 이곳저곳에서 최저가를 알아본다. 그렇게 하면 하나하나의 가격은 싸게 살 수 있을지 모르겠지만, 총비용은 한 업체를 선택해서 구매를 진행했을 때와 별반 차이가 없다. 최저가를 알아보는 수고를 하는 것보다 오히려 대형 치과재료 업체를 선택해서 한 번에 구매하는 것이 더 나을 수 있다. 대량 구매하면 서비스도 받을 수 있으니 더 이득이다.

물건을 살 때 언제나 가격과 성능을 두고 가성비를 따지게 된다. 그러나 치과에서는 금물이다. 성능이 좋을수록 비쌀 수밖에 없고, 그 성능이 나에게 필요한지 따져봐야 한다. 나에게 고성능이 필요하다면 비싸더라도 구매해야 하는 것이고 필요 없다면 아무리 좋은 것이라도 구매하지 않아야 한다.

어떤 것은 비싸더라도 살 것인지, 어떤 것은 타협할 것인지에 대해서 자신의 구매 원칙을 정해보자. 내가 세운 원칙에 맞게 구매한다면 업체의 홍보에 속는 호구가 되는 일은 없을 것이다.

3. 치과 컨셉에 맞춰 인력을 구성하라

간혹 '규모도 작은데 실장이 무슨 필요야!'라고 말하는 원장들이 있다. 나는 그 말에 절대 동의할 수 없다. 규모에 따라 실장에게 맡길 역할의 정도 차이는 있겠지만 실장은 꼭 필요하다. 사장이 모든 일을 알아서 하는 회사를 본 적이 있는가?

원장이 데스크에서 수납도 받고, 환자 응대도 하고, 리콜도 하고, 재료관리도 하고, 모든 치과 업무를 스스로 해야 직성이 풀리는 성격이라고 하자. 정말 진료도 하면서 그 모든 걸 다 할 수 있을까? 이는 과장이 아니라 현실적으로 아무리 따져봐도 비현실적이고 비효율적이다.

나는 모든 일을 알아서 하는 성격은 아니다. 카리스마 있게 직원들을 확 휘어잡는 성격도 아니다. 그래서 실장이라는 직책을 두고 진료 이외의 모든 업무의 총괄을 맡기는 것이 필요했다.

재개원의 KEY는 '실장'이다. 나는 실장을 단순히 나의 업무 지시를 받아 수행하는 직원의 위치가 아닌, 관리자로서 스스로 판단하고 행동하면서 나와 함께 치과의 성장을 만들어가는 동반자로 생각했다. 그래서 구인 공고를 통하지 않고 내가 생각하는 실장의 역할을 잘 수행할 수 있을 만한 사람을 소개받았다. 그렇게 새 치과 인력 구성의 첫 단추가 채워졌다.

나머지 인력을 구성하기 위해서 대략적인 조직도를 먼저 구상했다. 조직도에서 중요한 것은 업무 지시와 보고 체계가 나타나야 한다는 것이다. 나는 일방적인 업무 지시와 보고가 아닌 상호 보완적인 관계를 사선으로, 업무 지시와 보고로 된 관계는 수직으로 배열했다.

□ 개원 준비 때 구상했던 치과 조직도

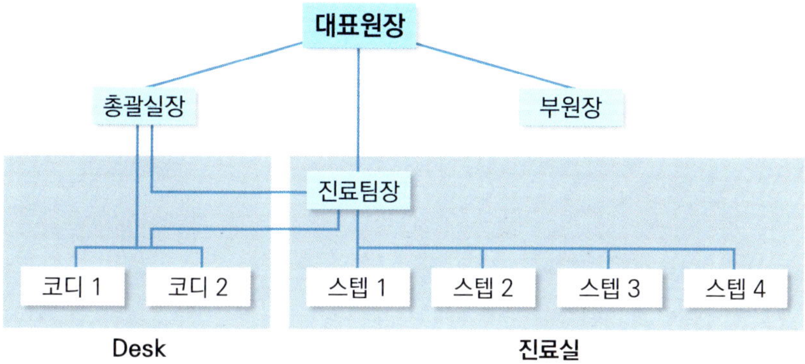

'환자에게 공감하는 환자 중심의 병원', '확장 이전', '안전하고 교과서적인 진료', '환자의 입장에서 치료계획 수립'이라는 컨셉 중 원장인 내가 맡아서 해결해야 하는 진료적인 것을 제외하고는 직원들이 제 몫을 해줘야 했다.

확장 이전이라는 컨셉에 맞게 페이 원장님 1명을 고용했다. 환자가 치과 문을 열고 들어오는 순간부터 나가는 순간까지 환자의 이야기를 듣고 공감해 주고 응대하면서, 환자가 혼자 방치되는 시간 없이 대우받는 느낌을 줄 수 있는 의료 '서비스'를 제공하기 위해서는 많은 수의 직원이 필요했다.

Desk에는 원활한 환자 응대를 위해서 실장과 코디네이터 1명을 두어 한 명이 잠깐 자리를 비우더라도 나머지 한 명이 데스크를 커버할 수 있도록 하였다. 실장은 Desk 업무 이외에 경영, 전략, 병원 운영 등의 총괄 업무를 수행할 수 있어야 하기에 예약, 수납과 같은 기본 desk 업무를 코디네이터가 맡아서 수행하도록 하였다. 코디네이터는 1명을 추가로 고용해서 총 2명의 코디네이터가 돌아가면서 1명이 데스크에 앉아서 업무를 보고 1명은 보조업무를 하면서 틈틈이 진료실에서 기구 정리, 청소, 설거지 등의 업무를 맡겼다.

진료실은 진료팀장과 스텝 4명으로 운영해서 원장 2명을 충분히 서포트할 수 있도록 했다. 환자의 대기시간을 최소화하기 위해 진료팀장은 직접적인 진료 어시스트보다는 대기실 상황과 진료실 상황을 모니터링하면서 환자를 응대하고, 진료 중인 원장이 환자들의 대기 상황을 인지할 수 있도록 전달하는 역할을 하도록 했다. 재료, 기구 관리 등의 진료 관련 업무의 총괄도 진료팀장의 역할이었다.

첫 치과에서 나는 관리되지 않는 직원들이 얼마나 나태해질 수 있는지 절실히 깨달았다. 재개원에서 그런 문제를 반복하지 않기 위해서 직원 관리에 중점을 두고 인력을 구성하고 역할을 부여했다. 실장과 진료팀장이 관리자의 역할을 충실히 수행한다면 나는 진료 이외의 치과 업무에 에너지를 소모해야 할 일이 줄어들 것이다. 컨셉에 맞게 이상적인 인력 구성을 마치고 재개원이 성공 궤도에 올라갈 일만 남았다.

인력이야 필요한 만큼 미리 준비하면 좋겠지만 사실 인건비가 만만치 않다 보니 인력계획이 쉽지 않다. 치과를 오픈하면 계획처럼 환자가 줄을 서서 들어오지 않으리라는 것은 누구나 다 알고 있다.

원하는 매출에 도달하지 못한 상황에서 빠져나가게 되는 인건비는 개원을 준비하는 원장들에게 가장 큰 부담이다. 그래서 최소의 인력으로 구성하고 오픈 후 추가로 인원을 모집하는 경우가 많다.

그러나 직원 수는 치과의 capacity, 즉 역량이다. 인력 구성에 따라 치과에서 환자를 얼마나 소화할 수 있을지가 결정된다. 추후에 직원 수를 조정하게 되더라도 처음부터 치과의 컨셉에 맞춰서 이상적인 인력을 구성하는 것을 추천한다.

4. 개원 후 첫 3달, 직원 세팅 핵심기간

꿈꾸는 대로 다 이루어지면 좋겠지만 이상과 현실은 다른 것이었다. 꼼꼼한 준비기간을 거쳐서 컨셉에 맞게 이상적인 인력 구성을 했다고 생각했으나, 직원들이 출근한 다음 날부터 문제가 생기기 시작했다.

치과를 정식으로 오픈하기 일주일 전부터 직원들은 먼저 출근해서 근무하기 시작했다. 이전하면서 가지고 왔던 기구와 재료들을 확인해서 버릴 것들은 버리고, 새로 구매할 것들은 새로 구매하는 작업을 해야 했기 때문이다.

근무 첫날은 인테리어가 아직 마무리되지 않아서 에어컨이 작동

하지 않았다. 8월의 무더운 여름날, 에어컨도 나오지 않는 공간에서 일을 해야 했기에 많이 힘들었을 것이다. 다행히 직원들은 흘린 땀만큼 서로에 대해 끈끈함이 생긴 듯 처음의 서먹함은 사라지고 의기투합하는 모습을 보였다. 한 명의 직원을 제외하고는.

둘째 날 코디네이터 한 명이 연락을 받지 않았다. 전날 왁자지껄한 직원들 사이에 유독 말없이 있었던 그 직원이었다. 계속 연락했으나 연락도 안 받고 나오지도 않더니 그대로 사라졌다. 첫날 했던 일이 단순 정리 작업이라 일이 시시해 보였던 것일까? 아니면 에어컨도 안 나오는 공간에서 작업을 시키는 원장에게 짜증 났던 것일까? 연락을 받지를 않으니 그 이유는 알 수 없었다.

그렇게 코디네이터 1명이 연락 두절되면서 뭔가 꼬이기 시작했다. 코디네이터 2명이 돌아가면서 진료실 청소, 설거지 등 진료 보조업무를 담당하게 하려고 했는데 그중 한 명이 사라졌으니, 나머지 한 명이 오롯이 데스크 전담으로 앉아있게 되었다. 진료실 청소, 정리, 설거지 등의 보조 업무는 진료 팀이 나눠서 맡게 되었다. 면접할 때 들었던 근무 조건과 달라져서 직원들이 기분 나빠할까 봐 걱정했는데 진료팀장은 "기본적인 업무는 저희가 하는 게 편해요"라며 오히려 나를 위로했다.

데스크에 전담으로 앉아있게 된 코디네이터는 무자격자다 보니 치과 용어들을 하나씩 공부하고 있는 단계라 예약, 수납을 담당하기에는 무리였다. 그저 데스크의 얼굴로써 자리를 지키는 일과

간단한 대기실 청소를 하는 정도의 일만을 담당하게 되었다.

너무 할 일이 없어서일까? 그마저도 소홀히 하더니 다들 바쁜 와중에 할 일이 없는 코디네이터는 홀로 데스크 컴퓨터 앞에 앉아서 인터넷 서핑과 카톡을 하는 일이 하루 일과가 되어갔다. 결국 하나 남은 코디네이터도 치과를 떠나게 되었다.

대표원장인 내가 검진하고 주된 진료를 맡고, 간단한 진료를 맡길 생각으로 고용했던 페이 원장은 담당하는 의사가 바뀌는 것을 싫어하는 환자들과 대표원장에게 진료를 받고 싶다는 환자들이 많아지면서 점점 진료가 줄어갔다. 물론 페이 원장의 진료를 지정해서 진료를 받고자 하는 환자가 없었던 것은 아니었으나, 주로 큐렛이나 서비컬 지아이 같은 단순 진료만 하게 된 페이 원장님은 결국 그만두게 되었다.

오픈을 하면서 세웠던 계획은 그렇게 하나둘 그만두게 된 직원들과 함께 사라졌다. 그렇다고 해서 병원이 뿌리째 흔들린 것은 아니다. 오픈을 하고 환자가 많지 않은 첫 3달 정도는 업무 매뉴얼을 만들고 업무 분장을 하는 데 주력했고, 그렇게 만들어진 업무 매뉴얼과 업무 분장을 토대로 직원들이 자신의 역할을 찾아가면서 오히려 치과는 자리를 잡아갔다.

지금 치과는 페이 원장 없이 나 혼자서 진료하고 실장, 진료팀장, 진료 스텝 4명, 청소 여사님으로 구성되어 있다. 처음 구상과는 많이 다른 형태의 인력 구성이지만, 오픈하고 첫 3달 동안 몸으로

부딪치면서 느낀 현실을 반영한 것이다. 초반에 함께 했던 구성원들은 몇몇 바뀌었지만, 그때의 인력 구성이 지금까지 이어지고 있다.

나는 지금도 꾸준히 인력 구성에 대해서 고민하고 있다. 직원이 교체될 때 연차 구성을 다르게 한다든지 하는 소소한 변화에서부터 데스크 백업 직원 충원 같은 변화까지 다양한 시도를 해본다. 치과가 자리 잡은 덕분에 환자가 늘어나고, 전략적으로 조금 더 중점을 두려고 하는 진료가 달라지고, 현실이 조금씩 변할 때마다 인력 구성에 대해 조금씩 변화를 시도해 보는 것이다. 그 변화가 언제나 성공하는 것은 아니지만 인력 구성은 이상으로 시작해 현실에서 완성되는 것이다.

아무리 컨셉에 맞춰서 인력 구성을 하고 이상을 꿈꿔 봐도 사람이라는 것은 인력으로 되는 것은 아니다. 직원의 능력이 나의 이상을 못 따라올 수도 있고, 막상 개원해 보니 생각했던 것과 다른 방향으로 치과가 흘러갈 수도 있다.

이상과 현실을 분리하자. 개원 후 업무 매뉴얼과 업무 분장에 주력한다면 상황에 맞게 인력 구성은 수정되고, 결국 3달 안에 병원 시스템이 탄탄하게 구축이 될 것이다.

탄탄하게 구축이 된 시스템일지라도 상황의 변화에 맞춰 변화를 주는 것을 두려워하지 말자. 변화를 즐기자.

3단계: 브랜드를 만들어라

1. 나는 어떤 원장인가?

이미 치과 개원가는 포화상태다. 문만 열면 치료를 받겠다고 환자들이 줄 섰다는 시절은 옛날 옛적 호랑이 담배 피우던 시절이다. 많은 치과에서 가격 덤핑을 친다든지, 사무장을 고용하여 환자 유치를 한다든지 살아남기 위해 발버둥 치고 있다.

어떻게 해야 이 무한 경쟁 속에서 환자의 선택을 받을 수 있을까? 남과 다른 경쟁력이 필요하다.

경쟁력을 갖추는 가장 쉬는 방법은 진료의 차별화이다. 남들이 잘 하지 않는 진료를 한다면 분명 주변 다른 치과에 비해서 경쟁력을 가질 수 있을 것이다. 사랑니 발치, 자기 치아를 이용한 골 이식, 수면마취, 의도적 치아 재식 및 자가 치아 이식 등 다른 치과에서 잘 하지 않는 진료는 쉽게 찾을 수 있다.

이 중 무엇을 선택하면 좋을까? 사실 나는 위험부담이 있는 진료를 잘 하지 않는다. 조금 부족하거나 자신 없는 진료도 피한다. 결국 나는 남들 다 하는 진료를 하면서 나만의 경쟁력을 찾아야 했다.

진료의 차별화는 물 건너갔으니 다음 방법은 병원의 컨셉과 방향성 차별화다. 컨셉은 원장의 철학에 따라 달라진다. 스스로 질문해 보자.

"나는 어떤 원장인가?"

나는 환자에게 친절하고 상세히 설명하는 원장이라고 생각했다. 그런데 첫 치과에서 환자들의 리뷰를 보면 '과잉 진료가 없어요.', '상세히 설명해 줘요.' 같은 평가는 있으나 '친절해요.'라는 평가는 없었다. 무엇이 문제일지 고민하던 중 한 환자분에게서 답을 찾았다. 첫 개원 때부터 나를 신뢰해서 지금까지 한 시간 걸리는 거리를 마다하지 않고 치료를 받으러 찾아오시는 환자분이다. 진료를 마친 후 내게 "원장님은 예전에는 잘 안 웃으시고 무뚝뚝하셨는데, 지금은 많이 웃고 많이 밝아지셨어요. 보기에 너무 좋아요." 라고 하시는데 순간 '아! 이거구나!' 싶었다. 표정이 문제였이다.

물론 폐업을 고민하는 원장의 표정이 언제나 밝을 수는 없었겠지만 스스로 친절한 응대를 하고 있었다고 생각했었는데 왜 그런 평가가 생겼을까. 답은 의외로 간단했다. 우리는 언제나 마스크를 쓰고 있고 나의 표정은 마스크에 가려져 있기 때문이다. 치과는 구조상 의사가 유닛 체어에 앉아 있는 환자의 뒤에서 접근할 수밖에 없다. 유일하게 표정을 읽을 수 있는 내 눈을 환자는 볼 수 없는 것이다. 바쁜 진료 중에 뒤에서 접근하면서 그저 습관적으로 '안녕하세요.'라고 말을 걸면서 환자를 응대하게 되면 환자는 오롯이 나의 말로 모든 것을 판단하게 된다. 내 목소리가 어떠냐에 따라 불친절하다고 평가될 수 있는 것이다.

그때부터 스툴에 앉아서 환자의 눈을 바라보면서 "안녕하세요."라고 인사한 후, 진료를 시작한다. 고작 2~3초 더 걸리는 행동이다. 이런 작은 차이가 환자가 병원을 평가하고 선택하는 데 큰 역할을 한다.

나는 환자의 말을 경청하는 편이다. 환자의 말을 경청해야 환자에게 공감할 수 있고 라포가 형성된다고 생각한다. 물론 환자의 말을 중간에 잘 못 끊는 성격도 한몫한다. 환자가 수서리주저리 개인사까지 하소연하더라도 다 들어주고 "아! 진짜요? 그래서 어떻게 됐어요?"라며 맞장구친다. 그러면 환자는 신이 나서 계속 얘기한다. 나도 대화하다 보면 빠져든다. 직원들은 다른 환자의 대기시간이 길어진다고 적당히 끊고 직원들한테 응대를 토스하라고 하지만 잘 못 하겠다. 이곳은 특히 노인 환자가 많아 환자의 말을 경청하는 것만으로도 환자들이 매우 좋아한다.

나는 설명을 열심히 한다. 왜 아픈지, 어떻게 치료하는지, 비용은 얼마가 드는지, 다른 치료 방법은 없는지, 치료 방법에 따른 장단점은 어떻게 되는지 한참을 설명한다. 환자가 본인 문제를 인식하고 치료 방법에 대해 이해하고 치료를 결정해야 한다고 생각하기 때문이다.

내가 치과의사가 되기 전 잇몸에서 피가 나서 치과를 찾았던 적이 있다. 그때 나는 왜 그런지 걱정이 돼서 찾아갔는데 의사는 대수롭지 않게 "스케일링하면 돼요."라는 말 한마디와 함께 일어나서 가버렸다. 지금이야 너무 당연한 치료 방법을 제시했던 것이라는 것을 알지만, 그 당시 나는 '잇몸에서 피가 나는데 왜 스케일링하지?'라고 생각하며 그냥 치과를 나왔다.

요즘 환자들은 덴탈 IQ가 높아져서 문제의 인과관계에 대해서 설명하면 대부분 잘 이해한다. 그렇다고 해서 대충 설명해도 된다는 뜻은 아니다. 아무리 잘 알고 있다고 하더라도 제대로 배운 전문가와 다를 수 있다. 환자에게 현재 상태와 그렇게 된 이유, 해결 방법을 설명해 주는 것이 우리의 의무다.

치과 개원 초부터 다니고 있는 VIP 환자가 있다. 늘 찾아주시는 그분께 감사해서 언제나처럼 친절하게 웃으며 인사하고 진료를 봤다. 그런데 갑자기 데스크에 가서 "병원이 잘 되더니 원장님이 변했어!"라며 서운함을 보이더니 치과를 나갔다고 한다. 나는 그 얘기를, 실장을 통해 전달받고 당황스러웠다. 분명 눈을 마주치고 인사했고, 충분히 증상에 대해서 경청하고 자세히 설명 후 진료했다고 생각했는데 뭐가 문제였을까?

어쩌면 그날따라 대기 환자가 많아 마음이 급해 있던 내가 부족한 응대를 했을지도 모른다. 그 환자가 서운함을 내보인 그 주에 신환들이 많이 몰리면서 치과가 매우 바빴다. 그 주에 내원한 다른 구환들도 몇몇 분들이 데스크에서 비슷한 서운함을 내보였다. 원장이 변했다는 환자들의 컴플레인은 받았지만 다르게 말하면 '서울공감치과'라는 곳에서 경험할 수 있는 가치가 이미 환자들의 뇌리에 박혀 있다는 이야기이다. 즉, 우리 치과가 제대로 브랜딩 되었다는 말이다.

환자들의 서운함을 감사하게 받아들이고 더욱 본질에 집중했다. 그게 우리 병원이 줄 수 있는 가치이자 환자가 우리 치과를 선택한 이유이기 때문이다.

원장이 고객이 아닌 환자를 상대하고, 진료를 성실히 잘하고, 좋은 결과를 내는 것은 의료를 제공하는 치과로서 당연한 일이나. 추가로 원장의 응대가 들어간 서비스가 적절하게 제공될 때 환자가 나를 선택하게 될 것이다.

원장의 그런 응대는 억지로 만든다고 만들어지는 것이 아니다. 억지로 만들어 낸 응대는 언젠가 본 모습을 드러내게 된다. 내가 기본적으로 가지고 있는 성향 중에 장점들을 극대화해서 환자를 응대하는 것이 지속 가능한 한 응대를 가능하게 할 것이다. 언제나 하는 말이지만 원장 스스로를 돌아봐야 한다.

2. 왜 '내 치과'를 선택해야 하는가?

한 건물에 두세 개의 치과가 들어가 있는 경우도 많을 정도로 치과의 홍수 시대이다. 그 많은 치과 중에 환자는 왜 내 치과를 선택해야 하는가?

내가 주변 치과에서 하지 않는 독특한 진료를 하는 것도 아니고 주변 치과보다 싸게 받는 것도 아닌데. 그저 남들 다 하는 진료를 하고, 남들 받는 만큼의 비용을 받는 내 치과를 환자가 선택해야 하는 이유는 무엇일까?

환자에게 선택받을 이유는, '만드는 것'이다. 만들 이유가 없다면 그 이유조차 만들어야 한다. 경쟁이 치열해진 의료분야는 더 이상 의료만을 제공해서 살아남기 힘들다. 사람과 사람이 만나서 교감을 하면서 의료 서비스를 제공해야 한다. 문제는 이미 오래전부터 치과는 서비스가 강조되어 왔다는 것이다. 이제는 단순히 원장과 직원이 친절하다고 해서 환자가 대우받았다는 느낌을 받기는 어렵다.

그렇다면 어떻게 해야 친절하다는 느낌을 줄 수 있을까? 개인주의 시대에 누구에게나 공평하게 주어지는 서비스로는 만족을 줄 수 없다. 오직 '나'만 특별하다는 느낌을 줘야 한다. 그러기 위해서는 환자 한 명 한 명에 더 시간을 들여야 한다. 원장이든, 직원이든 환자에게 들이는 시간이 늘어갈수록 환자는 대우받고 있다는 느낌을 가지게 된다. 환자의 CC에 더 귀 기울이고, 환자의 아픔에 공감하고 안타까워해 주는 것만으로도 환자는 다른 치과와 다르게 받아들인다. 환자가 넘쳐나는 바쁜 치과에서는 절대로 할 수 없는 부분이다.

나는 유닛 체어를 눕히고 나서 치료에 들어가기 전 환자에게 "자세가 불편하지는 않으세요?"라고 항상 물어본다. 환자의 신장에 따라서 자세가 불편하기도 하고, 허리가 안 좋은 환자는 누워있는 자체가 불편하기도 하다. 치과 치료라는 게 시간이 오래 걸리는 경우가 많은데, 치료가 얼마나 오래 걸릴지 알지 못하는 환자는 그저 '곧 끝나겠지'라는 생각으로 불편한 자세를 참는 경우가 많다. 진료받는 자세의 불편함을 체크해주는 의료진은 분명 환자에게 감동을 줄 수 있을 것이다.

환자의 자세를 조정할 때도 마찬가지이다. "고개를 왼쪽으로 돌려주세요." "머리를 뒤로 조금만 더 눕힐게요."라는 말과 함께 "감사합니다."라는 말을 덧붙인다. 내가 조금 더 진료를 편하게 할 수 있도록 환자가 자세를 조정해 주는 것으로 생각하면 습관적으로 감사함을 표현할 수 있게 된다. 환자 또한 말없이 고개를 휙휙 돌리거나 갑자기 체어 위치를 바꾸는 치과에서 진료를 받다가 우리 치과에 오면 좀 더 대우받는 느낌을 받게 된다. 물론 급박한 상황에서 환자에게 소리 지르거나 윽박지르는 경우도 있다.

"입 다무시면 안 돼요! 다쳐요."

"기구가 대합치에 닿으면 입을 조금 더 크게 벌려주세요!"

행여 환자가 다쳐서 문제가 될까 봐 나도 모르게 큰 목소리로 경고하는 경우도 많다. 그런 경우 진료가 다 끝난 이후 나의 말과 행동에 대해서 충분한 설명을 해드리고 양해를 구한다. "굉장히 중요한 작업을 하는 중이라서 목소리가 커졌네요. 이제 중요한 것은 다 했어요. 곧 진료가 마무리될 거예요. 중요한 부분 잘 도와주셔서 결과가 좋게 나올 것 같아요."

의사가 화를 내고 있다고 생각했을 환자는 이런 말 한마디에 '이제 진료가 곧 끝나가는구나.'라는 생각과 함께 뭔가 윽박지름을 당했다는 느낌이 지워질 것이다.

환자에게 충분히 맞춤 서비스를 제공하고 있다면 이제 환자에게 '내 치과'를 선택할 이유가 있다고 믿게 만들자. 그것이 바로 치과의 스토리텔링이다. 내 치과만의 스토리를 통해 환자가 내 치과가 다른 치과와 차별성이 있다고 믿게 만드는 것이다.

나는 요즘 슬슬 노안이 와서 그런지 루페를 끼지 않으면 또렷하게 안 보인다. 그만큼 진료에 걸리는 시간도 길어졌다. 진료 시간이 오래 걸렸다고 컴플레인을 하는 환자에게 실장은 이렇게 응대한다. "치료에 시간이 오래 걸려서 많이 힘드셨죠? 저희 원장님께서 너무 꼼꼼하셔서 대충하고 넘어가는 법이 없어요. 스스로 기준에 안 맞는 것은 몇 번이라도 다시 하신다니까요. 오늘 시간 많이 들여서 고생하신 만큼 더 좋은 결과가 나올 거예요. 오늘 너무 수고하셨어요."

라고 환자를 달래주면서 나의 단점을 장점으로 승화시켜 준다.

임플란트나 덴쳐가 오래 걸려서 불편하다며 다른 곳에서는 하루 만에도 다 하고 그렇다는데 여기는 왜 오래 걸리냐는 환자들의 질문에는 이렇게 응대한다.

"우리 원장님은 검증된 치료만 하세요. 아무래도 나이 드신 분들 치료하는 데 도전적인 치료를 하는 것은 위험부담을 환자가 감수하는 거거든요. 하루 만에 할 수는 있겠지만 그만큼 실패율도 높아요. 그래서 저희 원장님은 원칙을 고수하세요."

고지식하게 진료하는 나의 모습을 '원칙을 고수해서 환자의 리스크(risk)를 줄여주는 원장'으로 포장한다.

가격이 비싸다고 이야기하는 환자에게는 이렇게 이야기한다.

"에이! 그런 도떼기시장 같은 곳에서 진료를 받는 거랑 같나요. 그런 곳에서 치료하면 싸게 할 수는 있겠지만, 유지관리나 이런 건 어떻게 하시려고요. 저희는 환자분을 꼼꼼하게 보기 위해서 이 시간을 통째로 비워놓고 진료를 하는데요. 그만큼 비용이 비쌀 수 밖에 없죠."

이 치과는 다르구나! 믿을 만하겠어.라는 신뢰를 주고 선택받을 수 있도록 장점을 강화하고 단점을 장점으로 포장하는 스토리가 필요하다. 포장할 수 있는 말들이 얼마나 많은가! "우리 원장님은 구강외과 전문의시기 때문에 훨씬 수준 높은 임플란트 시술을 하세요. 어렵게 받는 진료인데 조금 비싸더라도 제대로 받으셔야죠.",

"우리 원장님은 보철 전문의이시기 때문에 나중에 임플란트에 최종 보철물이 올라갔을 때 치아가 받는 힘도 생각해서 임플란트를 심으세요. 고생해서 임플란트 심으셨는데 오래 쓰는 게 중요하잖아요. 임플란트가 적절한 방향으로 힘을 받았을 때 오래 쓰는 거거든요." 등 환자는 치과에서 제공하는 스토리를 듣고 설득되면 더 비싼 비용이라도 충분히 지불할 의사가 있다.

대부분의 치과의사는 자기만의 고집이 있다. 스스로에게는 당연한 것들이 다른 사람에게는 그저 고집으로 보일 수도 있고, 답답함으로 보일 수도 있고, 단점으로 보일 수도 있다. 원장의 그런 모습들을 잘 포장해서 단점을 장점으로 포장하고, 장점은 더욱 부각해서 내 치과만의 스토리를 만드는 것. 그것이 바로 환자가 '내 치과'를 선택하는 이유가 된다.

3. 가격 경쟁에서 이길 수 있는 차별점을 만들어라

요즘 치과계는 임플란트 수가를 파격적으로 낮춘 덤핑 치과 문제로 난리다. 치과의사들이 주로 이용하는 온라인 사이트는 '덤핑 치과가 주변에 생겨서 고사하고 있다'라는 하소연도 넘쳐난다.

덤핑 치과 문제를 사회문제로 대두시키자는 말이 아니다. 덤핑 치과 때문에 어쩔 수 없다고 하소연하는 것도 아니다. 덤핑 치과가 생겨나는 것과 저가를 찾는 환자들은 완전히 다른 개념으로 접근해야 한다고 말하고 싶다.

우리는 무언가 필요한 물건을 사기 위해 마트나 시장을 가고, 온라인 마켓을 이용한다. 이때, 이왕이면 같은 물건이라면 저렴하게 구입하고 싶어 한다. 이는 사람이라면 당연한 심리다. 단순히 돈이 없어서는 아니다. 그런 가성비를 찾는 소비가 합리적이라고 생각하기 때문이다. 비싼 가격을 지불하더라도 백화점만을 고집하는 사람도 있다. 단순히 돈이 많아서 비싼 백화점을 이용하는 것이 아니라, 백화점에서 제공하는 양질의 제품과 서비스를 원하기 때문이다. 그 두 부류는 추구하는 가치관이 다르다.

치과 진료도 마찬가지이다. 내가 가격을 경쟁력으로 내세워 치과를 운영하는 것이 아니라면 저가 임플란트를 찾는 환자는 이미 설득할 수 없다. 치과 진료를 싼 가격에 받는 것 이외에 치과에서 찾는 가치가 없기 때문이다. '덤핑 치과는 먹튀다.', '저가 브랜드 fixture를 사용한다.', '수술하는 의사가 고용된 의사라서 진료의 수준이 낮다.' 이런 말들로 환자들을 설득하는 것은 이미 옛말이다. 수술은 많이 하는 의사가 잘할 수밖에 없다. 전략적으로 저수가를 내세운 치과라 먹튀를 하지도, 저가 브랜드 fixture를 사용하지도 않는다. 오히려 저렴하면서 실력도 좋은 치과도 많다.

모든 환자를 설득해서 우리 치과로 끌어들일 수 없다는 것을 인정하자. 치과를 선택할 때 비용만을 생각하는 환자들이 아닌, 다른 가치를 추구하는 일반적인 환자들을 대상으로 다른 치과와의 차별화를 시도해야 한다.

가지고 있는 핸드폰을 들어보자. 아이폰인가 갤럭시인가? 물론 둘 다 아닐 수도 있다. 여기서 핸드폰 종류는 중요하지 않다. 대부분의 사람들이 둘 중 하나를 갖고 있기에 질문을 던졌다.

아이폰이 갤럭시폰보다 비싸다. 비싼 만큼 아이폰의 기능이 갤럭시폰보다 좋은가? 그렇지 않다. 아이폰을 선택하는 사람들은 비싸더라도 아이폰을 선택하게 되는 이유가 있다. 디자인이 예쁘다든지, UI가 좋다든지, 사진이 더 이쁘게 나온다든지. 그저 '아이폰'이라는 것 하나만으로 구입하는 이유가 된다든지. 비싸더라도 선택하는 이유가 있다. 우리는 그 '이유'를 만들어야 한다.

재개원을 하면서 주 진료를 임플란트나 덴쳐 같은 객단가가 높은 것으로 정했다. 그런데 개원 후 보니, 이미 저가로 임플란트하고 있는 수많은 치과들이 동네에 포진하고 있었다. 그들과 가격으로 경쟁하기엔 무리가 있다고 판단했다. 이미 동네 평균 수가가 많이 낮아져 있는 상태라서 높은 수가를 받기는 힘들었지만 그렇다고 정당한 내 노동의 대가를 평균 이하로 낮춰서 후려치기도 싫었다.

차별화가 필요했다. 무엇을 해야 할지 고민에 고민을 거듭했다. 다른 치과에서도 다하는 진료지만 다른 치과에서 꺼려하는 진료가 무엇일까? 고민한 끝에 덴쳐에 집중해야겠다고 생각했다.

주변 치과에서도 덴쳐 제작은 하고 있지만 다른 치과에서 제작한 덴쳐의 수리와 조정 작업은 꺼린다. 몇 번의 조정과 수리를 통해 불편한 덴쳐를 편하게 만들기 쉽지 않기 때문에 환자의 컴플레인만 양산한다고 생각하기 때문이다. 그러나 환자들도 쉽게 편해지지 않는다는 사실은 알고 있다. 아프지 않게만 해주더라도 만족하는 경우가 많다. 현재의 덴쳐가 개선 가능한지 불가능한지, 수정과 조정을 통해서 어느 정도까지 개선이 가능한지, 새로 제작했을 때는 어떤 부분까지 개선이 가능한지 충분한 설명이 된다면 환자의 컴플레인은 사실 거의 없다. 깨진 덴쳐, 지대치가 발치된 덴쳐들이 보험으로 수리가 된다는 것도 모르는 환자들도 많다.

나는 덴쳐 수리한다고 홍보했다. 덴쳐 수리에 관련된 포스팅을 블로그에 올리고, 마을버스나 치과 창문에 덴쳐 수리 항목을 넣어서 홍보했다. 홍보 효과가 있었는지 덴쳐 수리하러 환자들이 하나, 둘 찾아오기 시작했다.

다른 치과에서 한 덴쳐 일지라도 환자의 요구에 맞춰 정성을 다해서 조정하고 수리했다. "저쪽 치과에서는 틀니가 원래 그런 거라고 그냥 쓰라고 하던데 여기서 조정하니 안 아프네."라며 내가 수리하거나 조정해 주는 덴쳐에 만족하는 환자들이 늘어갔다.

그렇게 수리나 조정에 만족한 환자는 새로 덴쳐를 만들 때 내 치과를 찾아왔고 주변에 덴쳐가 필요한 환자에게 내 치과를 소개해 주었다.

우리 병원 아래층에 신장 투석실을 갖춘 신장내과가 있다. 신장 투석 중인 환자는 진료할 때 여러모로 신경 써야 할 부분이 많아서 대학병원으로 리퍼(refer) 하는 치과가 많다. 그러나 나는 신장 투석하는 환자들이 내원할 때마다 내과에 매번 의뢰서를 작성하면서 치료를 진행했다. 전신 질환이 있는 환자들을 진료한다는 소문이 나서인지 주변의 요양병원, 종합병원 등에서 휠체어를 타고 오는 환자가 많아졌다. 휠체어에서 내려오기 힘든 환자들을 위해 휠체어에 앉은 채로 할 수 있는 진료들은 내가 서서 진료한다. 내원하는 환자 중 많은 수가 당뇨, 고혈압, 신장 투석, 간 병변 등의 내과 질환을 가지고 있다.

거동이 불편한 환자나 고연령층의 환자를 응대하기 위해서 실장은 환자가 대기실 소파에 앉아 있으면 옆으로 다가가서 앉은 자리에서 신환등록이나 태블릿 문진표 작성 등을 도와준다. 이런 맞춤형 응대가 있어 노인 환자들의 수는 더욱 늘어났다.

다른 치과에서도 다 할 수 있지만 컴플레인이 무서워서 하지 않는, 의사 입장에서는 귀찮은 진료나 위험부담을 감수하기 싫어서 잘 보지 않는 환자들을 가리지 않고 보고, 맞춤형 응대를 한 덕분에 '서울공감치과'는 동네에서 노인전문치과로 자리매김하고 있다.

나이가 조금 있는 환자들은 덴쳐할 거면 '서울공감치과'로 가야지, 임플란트할 거면 노인을 전문으로 본다는 '서울공감치과'로 가야지, 전신질환이 걱정되는데 '서울공감치과'로 가야지. 이런 생각이 무의식중에 들게 된다. 그렇게 스스로 찾아서 들어온 치과에서 환자는 가격이 조금 비싼 것은 크게 개의치 않는다.

치과의 컨셉을 만들고, 환자에 대한 서비스를 강화하고, 스토리텔링을 통해서 환자군을 만들고, '서울공감치과=노인전문치과'라는 인식이 생겨가는 과정이 치과 브랜딩 과정이다. 나는 임플란트에 대해서 다른 치과들과 가격으로 경쟁하지 않았음에도 노인전문치과라는 인식이 생겨감에 따라 고연령층의 환자나 전신질환자들의 임플란트 수술이 많아지고 있다. 치과 브랜딩이 중요한 이유이다. 다른 치과에서 다 하는 진료를 한다고 차별점을 만들지 못하는 것은 아니다. 내 치과를 어떻게 브랜딩할 것인지 고민하고 그 과정을 충실히 수행한다면 내 치과를 나타내는 이미지가 생기고 자연스럽게 브랜드를 찾아서 오는 환자들이 생길 것이다. 가격 경쟁에서 이길 수 있는 차별점은 치과 브랜딩이다.

4. 개원 마케팅, 어떻게 준비해야 할까?

아무리 좋은 컨셉을 가지고 오랜 기간 철저한 준비를 해서 개원을 했다고 하더라도 치과가 오픈했다는 것이 알려지지 않으면 말짱 꽝이다. 마케팅이 필요한 이유다.

보통 신규 개원을 하는 원장들은 전단지와 홍보물을 길에서 뿌리는 로드마케팅을 주로 한다. 내 치과에 들어오는 환자는 결국 내 치과 앞을 지나가는 유동 인구에서 생기는 것이라는 생각에 로드마케팅은 단연 1순위의 선택지다.

그런데 치과 앞을 지나다니는 유동 인구가 모두 잠재적인 환자일까? 그저 단순히 지나쳐가는 사람들일 수도 있지 않을까?

나는 첫 개원 때 별다른 마케팅을 하지 않았다. 그저 건물 1층 엘리베이터 옆에 치과 개원 이벤트 홍보 포스터를 붙여두기만 했다. 같은 건물에 내과, 피부과, 산부인과를 이용하기 위해 드나드는 환자들만 하루 200여 명 정도니, 충분한 개원 마케팅이 될 것으로 판단했다. 엘리베이터를 이용하기 위해서 기다리는 동안 치과 포스터를 보게 되는 것이니 비용 대비해서 매우 효과적인 방법이었다. 실제로 포스터를 붙여놓은 3개월의 기간 동안에는 충분한 환자들이 내원했다.

나는 메디컬(medical) 과들을 이용하기 위해서 건물에 드나드는 사람들과 치과 앞을 지나다니는 유동 인구를 내 치과를 이용할 잠재적인 환자군이라고 생각했다. 월 신환이 100명을 넘을 정도였으니 어떻게 보면 맞는 판단이었을 수 있다. 그러나 개원한 지 5년이 됐는데도 "여기에 치과가 있었네."라며 들어오는 환자가 있을 정도로 내 치과는 홍보가 되어있지 않았다.

서울 번화가에 위치하고 있다 보니 유동 인구는 많았지만 대부분

서울 전역에서 놀러 온 사람들이 대다수였다. 내과를 오기 위해 내원한 환자는 내 잠재적 환자가 아닌, 365일 야간까지 진료를 보는 내과를 이용하기 위해 자가용을 이용해서 다른 지역에서 찾아서 오는 환자들이 많았다. 즉, 내 치과를 이용하기 위한 목적으로 내원한 환자는 극히 드물었다는 것이다.

게다가 치과가 1층에 있다 보니 길 건너편에서는 아예 우리 치과 간판이 보이질 않았다. 실질적으로 치과를 찾아서 온 동네 주민이나 회사원들은 적었고, 심지어 개원 5년이 되어가도록 치과의 존재조차 모르는 사람들도 많았다. 보통 치과는 동네 가까운 곳을 이용하는 경우가 많다. 자주 가야 하다 보니 집이나 회사와 가까운지를 먼저 따져보게 되는 것이다. 그렇기에 얼마나 많은 동네 주민이 내원하느냐에 따라 개원 성공 여부가 갈리기도 한다.

재개원 때는 지역 주민들을 타깃으로 개원 마케팅을 계획했다. 인테리어 기간 동안 치과가 들어올 자리에 '○월 ○일 100평 규모 치과 개원'이라는 커다란 현수막을 걸어두었다. 한 달 넘게 걸린 인테리어 기간 동안 치과 앞을 지나다니는 유동 인구에 치과의 규모와 위치를 충분히 알 수 있도록 했다.

개원 시기에 맞춰서 홍보물과 전단지를 이용한 로드마케팅도 하였다. 일주일에 2번씩 총 4주의 기간 동안 인근 지하철역부터 치과 앞, 그리고 근처 시장 입구까지 지나다니는 유동 인구를 타깃으로 시행했다.

자! 그럼, 효과는 어땠을까? 안타깝게도 별 효과는 없었다. 왜 별다른 효과가 없었을까? 난 또 실패한 것인가?

다시 차근차근 짚어보니 내가 놓친 것이 있었다. 내 치과 앞을 지나다니는 유동 인구를 사거리 인근 시장을 가는 동네 주민으로 판단했던 것이다. 알고 보니 동네 주민들은 큰 사거리를 지나 시장으로 가지 않고 곳곳에 있는 샛길들을 이용해서 시장을 이용하고 있었다. 내 치과 앞을 지나다니는 유동 인구는 많지도 않았을 뿐만 아니라 동네 주민의 일부에 불과했다.

잘못된 입지 분석으로 인해 돈만 돈대로 쓰고 비효율적인 방법의 마케팅을 한 덕분에 개원 2개월이 지나고 나서 다시 마케팅을 준비하게 되었다. 이번에 목표는 근처에 자리 잡고 있는 시장 상인들을 비롯하여 수많은 자영업자가 대상이었다.

지금 치과가 자리 잡고 있는 곳은 구도심이다. 이곳에 자리 잡은 수많은 업종의 가게들은 지역 주민들이 이용하고 있는, 치과를 홍보하기에 최적의 장소였다. 치과 이름이 각인된 갑 티슈와 명함을 준비해서 가게 하나하나에 들어가 갑 티슈와 명함을 드리면서 치과 홍보를 부탁하였다. 주변 가게를 이용하는 사람들이 자연스럽게 치과를 기억하게 하는 전략이었다.

그 전략은 정확히 맞아떨어졌다. 5년이 지난 지금도 소개로 오는 환자들의 소개자를 보면 꽃집 사장님, 부동산 사장님, 옷 가게 사장님 등 치과 인근에 있는 가게들이 많다.

최고의 마케팅은 간판이라는 말이 있다. 눈에 확 띄는 간판만으로도 모든 것을 압도하는 홍보 효과를 낼 수도 있다. 동네에서 가장 잘 되는 치과가 지하철역에 위치하고 있는데 어떤 출구를 이용해서 나오더라도 간판이 눈에 확 띈다. 이 동네 주민들은 그 치과의 간판을 보지 않을 수가 없다. 간판은 일회적인 마케팅이 아니라 지속적으로 노출이 되는 홍보 수단이기 때문에 최고의 마케팅이다. 물론 나도 그렇게 인테리어를 하고 싶었으나 새로 지은 15층짜리 빌딩에 내가 첫 세입자로 들어가게 된 거라 건물주가 빌딩을 엄청나게 아꼈다. 결국 지정된 위치에 간단한 간판을 다는 것 말고는 아무것도 할 수가 없었다.

개원 마케팅을 하는 이유는 내 치과의 노출이다. 즉 새로운 치과가 생겼다는 사실을 알리는 것이 목적인 것이나. 모든 수단과 방법을 동원해서 마케팅하는 것이 가장 좋겠지만, 현실적으로 최소의 비용으로 최대의 효과를 얻는 게 목표가 될 수밖에 없다. 돈이 들지 않는 것은 무조건 해야 한다.

인테리어 기간 중에 현수막을 거는 것, 간판을 최대한 눈에 띄게 디자인하는 것은 가능하다면 묻지도, 따지지도 말고 하자. 로드 마케팅, 온라인 마케팅, 버스 광고 같은 것들은 먼저 입지와 환자군을 분석해야 한다. 내가 타깃으로 하는 환자군에게 어떤 것이 효과적일 것인지를 먼저 고민하고 마케팅의 종류와 방법을 정해야 두 번 돈 들여가며 마케팅을 하는 일이 없을 것이다.

폐업하고 재개원에
성공한 원장이 말하는

성공치과 개원전략

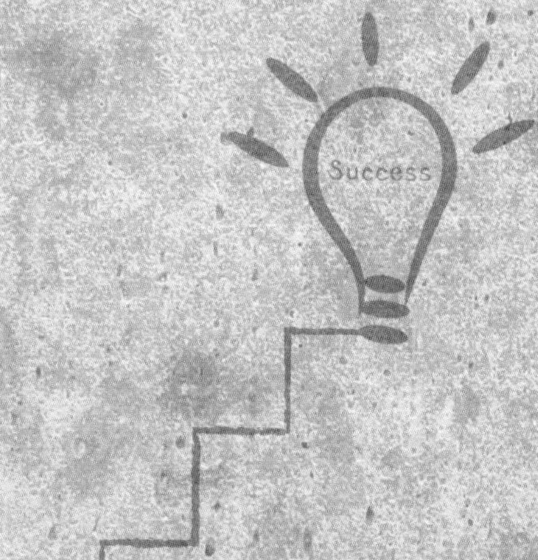

- 3부 -

성공하는 치과경영전략

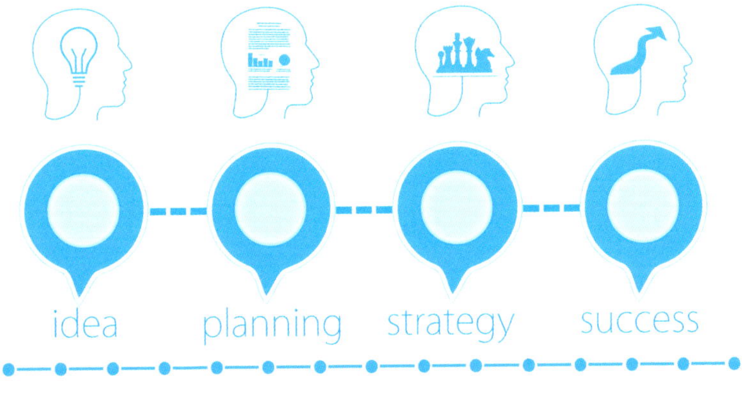

3부. 성공하는 치과경영전략

1장.
조직관리만 잘해도 치과경영은 문제없다

1. 직원은 원장과 함께 치과를 만드는 파트너다

"없어요."

백종원 유튜브 채널에서 백종원 대표는 장사 이야기 강연 중에 "직원들에게 주인의식을 줄 수 있는 방법이 있나요?"라는 가게 사장님의 질문에 단칼에 없다고 답했다. 직원이 가게의 주인이 아닌데 주인의식을 어떻게 가질 수 있겠냐는 것이다.

맞는 말이다. 직원들에게 주인의식을 갖게 하는 것은 불가능하다. 그래서 수많은 치과의 직원들이 주인의식 없이 수동적으로 그저 반복적인 일만을 하는 것이다.

"직원은 원장과 함께 치과를 만드는 파트너다."라고 이야기하면 "우리 직원들은 아무 생각이 없는데? 시키는 일만 하는 수동적인 직원들이 치과를 같이 만드는 파트너라고? 말이 되는 소리를 해야지. 그냥 시키는 일이라도 잘하면 좋겠어"라며 코웃음을 치는 원장들이 많을 것이다.

그것도 어떻게 보면 맞는 말이다. 직원은 시키는 일도 잘 못하는 것 같고, 자신이 원하면 언제든 치과를 퇴사할 수도 있다. 평생 계약을 한 것도 아니고 잘 맞는 직원을 찾는다 하더라도 그만두면 또 구해야 하고, 매번 내 입맛에 맞는 직원을 구하기 쉽지 않다. 어찌 보면 치과를 운영하기 위해 필요한 하나의 부속품으로 생각할 수 있다. 성능이 좋든 안 좋든 일단 쓰고 보는 부속품.

자! 이제 직원 입장에서 생각을 해보자. 딱히 어려운 일도 없고 굳이 생각을 가지고 일할 필요도 없고, 편하게 앉아서 석션하고, 기구 정리하고, 반복되는 일만 해도 월급은 매월 들어온다. 해가 바뀌면 급여는 오르고, 주인의식을 가질 필요도 없고 수동적으로 지내도 아무런 문제가 없다. 시키는 일을 잘하면 좋겠지만 굳이 그렇게 하지 않아도 해고될 염려도 별로 없다. 해고되더라도 실업급여를 받는다거나, 구직하는 게 어렵지도 않다. 치과는 많고, 직원은 언제나 모자라니까. 굳이 열심히 일해야 하는 이유를 찾지 못한다.

열심히 일할 필요가 없는 직원, 그런 직원이 못마땅한 원장.

원장은 직원에게 일을 시켜도 제대로 못 하니 일을 잘 안 시키게 된다. 일을 안 시키니 직원은 그저 반복적인 단순한 일만 하게 된다.

일을 시키지 않아도 알아서 하면 좋으련만 수동적으로 일하는 직원이 원장은 못마땅하다. 직원은 알아서 하려고 해도 자신을 못마땅해하는 것이 느껴지니 굳이 그렇게까지 해야 할까 싶다. 결국 악순환의 연속이다.

대박 치과 원장들은 하나같이 자기만의 치과 시스템을 만드는 것이 중요하다고 이야기한다. 치과 시스템이 잘 갖춰지면 직원은 시스템이 돌아갈 수 있게 하는 톱니바퀴 중 하나가 될 수 있다는 것이다. 직원 한 명이 나가더라도 충원된 직원이 그 자리를 대체해서 끼워져 들어가면 치과 시스템은 돌아가게 된다. 그것도 맞는 말이다. 매번 바뀌는 직원들을 그때마다 교육하고, 인재를 찾기 위해 노력할 시간에 시스템 하나 잘 만들면 되니 에너지 낭비할 필요도 없다. 그런데 사람이 어디 AI인가? 직원은 공장에서 찍어낸 규격에 맞는 공산품이 아니다. 아무리 시스템을 잘 만들어 놓아도 대체된 직원이 역할을 제대로 수행하지 못한다면 시스템은 삐걱대면서 돌아갈 수밖에 없다.

직원은 원장이 생각하는 것보다 치과에서 훨씬 중요한 위치를 차지한다. 환자가 치과 문을 열고 들어와서 진료를 마치고 나갈 때까지 가장 많이 보는 얼굴이 직원이다. 정작 치료하는 원장보다 훨씬 더 많은 대화를 나눈다. 구환들의 경우엔 직원이 바뀌면 "직원 바뀌었나 봐?"라고 물어볼 정도로 환자들은 직원을 치과의 일부라고 생각한다. '원장은 친절한데 직원이 불친절해요.'라는 치과

후기는 쉽게 찾아볼 수 있다. 직원은 치과 이미지를 결정지을 만큼 중요하다.

그렇게 중요한 위치를 차지하고 있는 직원들이 제 역할을 수행할 수 있도록 하려면 직원들에게 주인의식을 가지라고 요구할 것이 아니라, 자기 일에 대한 책임감을 가질 수 있도록 끊임없이 동기부여를 해주어야 한다. 나는 언제나 직원들에게 이야기한다.

"원장은 자선사업가가 아니다. 월급도 많이 주고, 근무조건도 좋고, 휴무도 많은 치과는 존재하지 않는다. 치과는 직원들에게 선택받을 수 있도록 메리트를 가져야 하고, 마찬가지로 직원들은 치과가 어떻게든 붙잡고 싶을 만큼 메리트를 가질 수 있도록 노력해야 한다."

스스로 메리트를 갖추기 위해 노력하는 직원은 수동적일 수 없다. 능동적으로 생각하고, 자기 발전을 위해서 노력하고, 끊임없이 성장한다. 그런 직원은 자기의 일에 대한 책임감이 있다. 자기의 일에 대해 책임감이 있는 직원은 성실하다. 스스로 메리트를 갖추기 위해 노력하는 것만으로 끊임없는 선순환이 된다.

업무 매뉴얼을 만들어 직원들에게 각각의 역할을 정해주고, 관리자를 정해서 관리하게 하고, 원장의 철학은 무엇인지 직원들이 인지할 수 있도록 끊임없이 교육해야 한다. 치과에서 일어나는 모든 일의 책임은 원장에게 있다. 그러나 의사결정을 하고 업무지시를 할 수 있는 권한은 직원들에게 나눠줘야 한다.

그리고 권한의 범위는 명확하게 지정해 줘야 한다. 권한이 생긴 직원들은 반드시 그에 따른 책임감을 느끼게 된다.

직원은 단지 치과를 구성하는 구성원에 그치는 것이 아니라 나와 함께 치과를 만들어가는 파트너다. 파트너로 만들기 위해서는 치과의 철학과 신념을 끊임없이 부여하고, 이 속에서 꿈을 이룰 수 있도록 해주어야 한다. '원장 치과지, 내 치과는 아니잖아?'라는 생각이 들지 않도록, 원장이 잘되고 치과가 잘되면 나도 잘된다는 확신을 주어야 한다. 그러기 위해서 주기적인 교육과 동기부여가 필요하다.

의사인 나조차도 한 번씩 멘탈이 흔들리고, 매너리즘에 빠지기도 한다. 직원들은 더할 수밖에 없다. 그들이 계속해서 성장해 나갈 수 있도록 독려하자.

2. 스스로 성장하는 직원 문화를 만들어라

시간이 갈수록, 연차가 쌓일수록 경험에 따라 노하우와 스킬이 쌓인다. 당연하다. 2년 차 직원은 1년 차보다 분명히 많은 것들을 더 능숙하게 할 줄 알게 된다.

그런데 그것이 과연 직원의 성장인가? 아니다. 그건 단지 업무 스킬이 늘어난 것뿐이다. 스킬은 업무를 많이, 자주 하면 자연스레 늘어난다. 물론 업무에 어떻게 임하느냐에 따라 스킬도 천차만별이다. 빠르게 경지에 도달하는 사람도 있고, 몇 년째 답보상태인 사람도 있다.

분명한 건, 스킬이 좋아지는 데에는 한계가 있다는 것이다. 5년 차 직원과 4년 차 직원의 업무 스킬은 별 차이가 없는 경우가 많다.

그렇다면 직원의 성장이란 무엇인가?

내가 생각하는 직원의 성장이란 스스로 생각해서 업무 지시를 내릴 수 있는 수준에 도달하는 과정이다. 업무 지시를 내리기 위해서는 그 업무를 왜 하는지 이해해야 하고, 업무를 이해하기 위해서는 그 배경에 있는 지식을 습득해야 한다. 이런 과정 없이 그저 시키는 대로만 하면 절대 그 이상 성장할 수 없다.

'어차피 업무지시는 내가 다 내리는데 그런 게 무슨 필요가 있어?' 라고 생각하는 원장은 성장 없이 매년 똑같은 단순 업무를 하는 직원에게 왜 그 많은 급여를 줘야 되는지 생각해 보길 바란다. 2년 차는 1년 차보다 스킬이 늘었으니, 급여를 올려준다고 하더라도 4년 차와 5년 차의 스킬이 같다면 경력이 1년 더 늘었다고 해서 급여를 올려줄 이유가 있을까?

업무 지시를 받고 그 업무만을 수행하는 직원은 스스로 생각하려 하지 않는다. 치과 일은 루틴의 연속이다. 같은 업무를 날마다 반복한다. 다시 말하면 쉽게 매너리즘에 빠질 수 있는 직업이기도 하다. 생각 없이 일하기 딱 좋다. 아침에 출근해서 멸균해 놓은 기구들 정리하고, 세탁해 놓은 소공포들 정리하고, 진료 중에 석션하고, 임프레션 뜨고, 기구 치우고. 지시받은 업무만 다람쥐 쳇바퀴 돌듯 수행한다.

그러다 돌발 상황이 발생하면 허둥지둥 우왕좌왕한다. 매번 같은 일과만 반복되고, 예약한 환자만 온다면 얼마나 편하겠는가? 치과 일은 돌발 상황의 연속이다. 정해진 루틴대로 진행되지 않는 경우가 많다. 그때마다 매번 상황을 확인하고 지시를 내려야 한다면 얼마나 불편할까? 진료에 집중하지 못하고 환자들을 어레인지 하느라 시간 낭비를 할 수도 있다. 그렇기 때문에 단순히 지시받은 업무를 수행하더라도 그 업무를 왜 하는지 끊임없이 생각하게 해야 한다.

치주가 좋지 않은 환자가 크라운 인상채득을 위해 왔다고 하자. 주변 치아가 흔들리는 상태에서 인상채득을 해야 하는데 A직원은 그냥 인상채득을 하고, B직원은 블록아웃을 한다. C직원은 어디에 어떻게 블록아웃을 해야 좋을지 체크부터 한 뒤, 블록아웃을 한다. 누가 가장 인상채득을 잘할까? 어떤 직원에게 급여를 더 주고 싶은가?

단순히 블록아웃만 한다고 해서 잘한 것이 아니다. 어느 부위를 블록아웃 할지, 어느 부위가 잘 나와야 하는지 알고 정확하게 해야 한다. 그걸 모르면 러버 인상재와 함께 치아가 발치가 되거나 제대로 된 인상이 채득되지 않을 수 있다. 그런 세세한 부분까지 원장이 지시할 정도로 한가한 병원인가? 그렇다고 하더라도 능동적 사고를 하는 직원을 키우면 원장이 다른 일의 시간을 더 투자할 수 있는 여유가 생길 것이다.

나는 직원들의 성장을 위해서 원내 세미나를 격주마다 한다. 내가 정해진 주제에 대해서 교육을 하기도 하고, 직원 스스로 주제를 찾아 발표를 하기도 한다. 또 연간 횟수와 금액 한도를 정해놓고 세미나 비나 도서 구입비를 지원하고 있다. '직원이 몇 명인데 그 비용을 어떻게 다 지원해 줘? 치과 복지제도가 과하네.'라고 생각하는 원장도 있을 수 있다. 그런데 실제로 그 제도를 제대로 활용하는 직원은 몇 명 안 된다. 관심 있는 사람은 활용해서 더 크게 성장하는 것이고, 그렇지 않은 직원은 제자리걸음만 한다.

스스로 생각하고 공부하는 직원은 업무에 대한 이해도도 높으며, 책임감 또한 높다. 생각하는 직원은 치과의 발전에 도움이 된다. 그래서 자신의 성장을 위해서 열심히 노력하는 직원은 보상받아야 한다. 그리고 아무런 생각 없이 단순노동만을 반복하는 직원은 딱 그 정도 대우를 받을 뿐이라는 것을 끊임없이 상기시켜 줘야 된다. 아무리 교육하고 성장을 위한 동기를 유발하더라도 결국 따라와 줘야 하는 주체는 직원 본인이다. 치과 일에서 별 의미를 찾지 못하고 그저 돈벌이 수단으로만 생각하는 직원들도 있을 수 있다.

나는 이런 사람들도 필요하다고 생각한다. 모두가 열심히 하면 더할 나위 없겠지만 어디서나 80대 20의 법칙은 존재한다. (20%의 직원이 80%의 매출을 일으킨다는 파레토법칙)

나는 직원들을 핵심 인력, 보통 인력, 잉여 인력으로 나눠서 생각하고 있다. 핵심 인력은 나의 부족한 부분을 채워줄 수 있고 나의 편에서 나와 함께 병원을 키워나가는 동반자와 같은 인력이다. 보통 인력은 병원이 유지되도록 실제적인 일을 하는 인력이고, 잉여 인력은 병원의 capacity를 위해 존재하는 직원이다.

핵심 인력은 나의 철학을 충분히 이해하고 나의 지시를 성실히 이행함과 동시에 스스로 생각해서 일을 찾아서 한다. 스스로 성장하기 위한 노력도 게을리하지 않는다. 그런 직원에 대해서 충분한 보상과 감사함을 표시하며 어떻게든 잡기 위해서 노력한다. 보통 인력과 잉여 인력은 딱 그만큼의 대우만을 한다. 그런 대우에 못마땅해서 퇴사를 하기도 하고, 다른 근무조건에 만족하면서 치과에 계속 다니기도 한다.

혹자는 "어떻게 잉여 인력이라고 표현할 수 있어?"라고 말할지도 모르겠다. 앞서 말했던 파레토의 법칙은 어디서나 발현된다. 상위 20%의 사람이 80%의 일을 하는 동안, 하위 80%의 사람이 20%의 일을 해낸다. 그러니까 80%의 사람도 필요한 것이다. 재미있게도 상위 20% 중에도 80대 20의 법칙이 적용되어 20%만이 스스로 생각하고 행동한다. 나는 이 상위 20%가 중간관리자라고 생각한다.

그렇다면 보통 인력과 잉여 인력은 언제나 그 자리에 머물러 있을까? 한번 잉여 인력은 영원한 잉여 인력일까? 5년간 꾸준히 교육하고 나의 철학을 이해시키면서 지켜본 결과 결국 느리지만 조금씩 변화는 있다. 그런 변화가 있다는 것은 직원들이 스스로 성장하는 직원 문화가 형성되어가고 있다는 증거일 것이다.

직원은 절대 부속품이 아니다. 나와 함께 내 치과를 만들어가는 파트너이다. 파트너가 능력 있으면 더 좋은 성과를 낼 수 있다는 것은 너무나 당연하다. 그래서 직원들은 꾸준히 성장해야 한다. 직원이 성장하려는 과정에서 노력하게 되고 자연스럽게 긍정적인 조직문화가 구축된다. 긍정적인 조직문화 속에서 구성원이 노력하는 치과는 성장할 수밖에 없다는 사실을 명심하자.

3. 실장, 중간관리자는 치과 전력의 90%다

"실장이랑 많이 대화해!"

내가 처음으로 치과를 개원했을 때 대박 치과를 운영하고 있는 친한 형님께서 팁이라고 조언해 준 말은 딱 한 마디였다. 그때는 그게 무슨 말인지 전혀 감도 못 잡았다. 지금에 와서야 그게 무슨 말인지 알 것 같다.

나는 주변 사람들에게 우리 치과 전력의 90%는 실장이라고 말한다. 원장은 나인데 병원 전력의 90%가 실장이라니! 그게 뭔가 하겠지만 사실이다. 우리 병원 전력의 90%를 담당하는 지금의 실장은 개원 멤버이다. 사실, 당시 실장은 실장이란 자리가 처음이었고, 나는 이미 폐업을 경험한 실패한 원장이었다. 무조건 성공해야 하는 입장에서 두 초보가 만났으니, 주변에서 많은 걱정을 했었다.

면접 때가 기억난다. 나는 당시 실장에게 "실장이란 자리가 어떤 자리라고 생각하세요?"라고 물어봤었다. 실장은 "직원과 원장 사이에서 중간자 역할을 잘 해야 하는 자리라고 생각해요."라고 답변했다. 나는 "아니에요. 실장은 어떤 일이 있어도 원장 편이 되어주어야 하는 사람이에요."라고 말해주었다. 내가 생각하는 실장은 그런 것이었다. 원장 편에서 원장과 함께 병원을 운영하는 동반자와 같은 존재!

실장과 함께 하기로 하고 나서 정말 많은 얘기를 나누었다. 어떤 치과를 만들고 싶은지, 어떤 조직문화가 자리 잡혔으면 좋겠는지 내가 생각하는 방향성은 무엇인지. 실장은 나의 철학을 완전히 이해했고 나의 편에 서서 함께 치과를 만들어가기 시작했다. 지금도 실장은 스스로 공부하고 발전하며 병원의 성장을 위해서 전력투구하면서 나와 함께 하고 있다.

도대체 어떻게 하면 그런 좋은 실장을 만날 수 있냐고 묻는다면 딱히 방법은 없다. 그저 운이 좋아서 능력 있고 스스로 성장해 나가는 실장을 만날 수 있었다고 말할 수 있다. 만약 그런 실장을 만나지 못했다면 만들어야 한다. 실장이라는 직책에 대한 원장의 마인드를 바꾼다면 분명 변화는 있을 것이다.

문득, 공대 학사를 졸업하고 모 대기업 사장단 면접을 봤을 때가 떠오른다. 대부분의 공대를 졸업한 대졸 신입사원은 공장에 관리 사원으로 가게 된다. 사장님께서 "만약 공장에서 노조가 파업한다면 어떻게 할 것인가?"라는 질문을 던졌다. 나는 서슴없이 "저도 노동자이기 때문에 노조의 편에서 생각하게 될 것 같습니다."라는 취지의 답변을 했다. 사장님께서는 웃으시면서 "우리 회사의 조직 체계에서 대졸 신입사원은 관리직이므로 노조 가입이 되지 않습니다. 입사하게 된다면 회사 편에서 생각해야 할 겁니다."라고 말씀하셨다.

개원의로 살고 있는 지금에 와서야 사장님의 말씀이 절실히 와닿는다. 직원들의 편에서 노조위원장 같은 역할을 하는 관리자가 아닌 나의 편에서 직원들을 설득할 수 있는 관리자를 만들어야 한다. 실장 또는 팀장, 직책이야 어찌 되었든 나의 철학을 온전히 이해하고 나와 같은 방향을 바라보면서 직원들을 관리해 줄 관리자를 양성하는 것이 중요하다.

치과 내에 직원들이 스스로 노력하면서 성장하려고 하는 긍정적인 조직문화가 만들어졌다고 하더라도 직원은 직원이다.

치과 사정이야 어찌 되었든 아프면 쉬어야 하고, 일이 있으면 놀러 가야 된다. 어쩌면 당연한 건지도 모르겠다. 오너가 아니니까.

직원 한 명이 결혼과 함께 퇴사하고 새로운 직원이 충원되지 않아서 잠깐 인력이 부족한 시기가 있었다. 길어야 한 달도 안 되는 시기였기에, 잠깐 동안 연차 사용을 자제해 달라고 직원들에게 부탁했다. 그때, 진료팀장이 직원들을 대변해서(대변한다고 했지만, 사실은 본인이 쉬고 싶었을지도 모르겠다.) 자기가 쉬고 싶은 날 연차를 써야 하는데 그것도 못쓰게 한다며 불만을 터트렸다.

진료팀장은 평소에 일도 빠릿빠릿 잘하고 직원들 관리도 잘했지만, 중간관리자로서는 실격이다. 중간관리자는 노조위원장이 아니다. 원장의 편에 서서 치과를 먼저 생각해야 하는 자리이다. 나는 그 진료팀장을 바로 권고사직했다.

지금은 개원 때 막내로 들어와서 지금까지 함께하고 있는 직원이 진료팀장을 맡고 있다. 오랜 기간 함께하고 있어서 나를 완전히 이해하고 있고, 언제나 치과의 입장에 서서 직원들을 관리한다. 오랜 기간 함께하고 있어서 실장과 진료팀장의 궁합도 좋다.

실장이라는 직책의 관리자, 진료팀장이라는 직책의 중간관리자, 그리고 진료팀장을 백업하는 고연차의 직원, 이들에게 역할을 주고 권한을 부여하고 관리를 맡기는 순간 책임감이 생기고 내 편이 한 명씩 늘어간다. 이렇게 되면 나는 진료에만 온전히 집중할 수 있다.

의사는 진료에 집중하고, 치과 관리는 파트너인 직원들이 할 수 있도록 해야 한다. 그래야 환자들도 만족하고 직원들도 성장하면서 스스로 만족하게 된다. 나아가 환자도 좋은 진료와 서비스를 받고 만족한다.

결국 치과경영의 측면에서만 봤을 때, 실장의 전력이 90%, 내 전력이 10%다. 나는 이 퍼센티지가 너무 좋다. 내가 원하는 이상적인 방향이기 때문이다.

실장, 중간관리자를 만들자. 그리고 내 철학을 온전히 이해할 때까지 끊임없이 그들과 대화를 하자. 같은 방향을 바라보고 가는 관리자가 있다는 것은, 든든한 파트너가 있다는 것과 같다. 그들에게 권한을 부여하자. 그러면 권한에 따른 책임감이 생긴다. 책임감을 가지고 일을 하는 내 편에 서 있는 실장, 중간관리자는 치과 전력의 90%를 해 줄 것이다.

4. 실장을 원장의 동반자라 생각하고 대우하라

"원장님! 저희는 수면 마취나 네이게이션 임플란트는 안 하나요?"

개원 후 얼마 안 되었을 때, 실장이 나에게 물었다.

나는 "수면마취를 하려면 라인도 잡아야 하고 수술 도중 환자 모니터링도 해야 하는데, 그런 리스크가 있는 진료는 하고 싶지 않아요. 그리고 내비게이션 임플란트는 몇 번 해봤지만 크게 장점을 모르겠어요."라고 답하면서 하지 않겠다고 답했다.

아마도 실장이 나에게 그런 질문을 한 이유는 우리 치과에 다른 치과와는 다른 차별성을 만들고 싶었기 때문일 것이다. 임플란트만으로 차별점을 만들기 힘들 거라는 생각에 "원장님! 저희 덴쳐를 밀어보는 건 어떨까요? 동네에 덴쳐 환자들이 상당히 많이 있는데요."라고 제안하기도 했다.

재개원한 치과는 동네 특성상 만 65세 이상 노인분들이 많았고 소득수준도 높지 않아 덴쳐를 원하는 환자가 많았다. 하지만 덴쳐를 주력으로 하는 치과는 거의 없었다. 아무래도 덴쳐는 잇몸이 눌리고 지속적인 조정을 해야 하는 진료다 보니 컴플레인이 많을 수밖에 없고 기피하게 되는 진료인 것이다.

난 실장의 제안에 동의하였다. 다른 치과에서 만든 지 얼마 되지 않은 덴쳐라도 불편하다고 내원하면 조정해 주었고, 덴쳐 수리 등을 마다하지 않고 해주었다. 자연스럽게 타 치과 덴쳐도 수리해 주고 잘 쓸 수 있게 해주는 치과라고 소문이 났고, 지금은 우리 병원 매출의 주된 부분 중의 하나가 되었다.

한번은 실장이 "원장님 출근하면서 보니까 옆에 오피스텔 올리고 있던데요? 오피스텔 규모가 꽤 되는 것 같은데 다 올라갈 때쯤 우리 전단지 홍보를 해볼까요?"라고 나에게 제안을 했다. 주변에 대학교가 많아 오피스텔에 거주하게 되는 사람들은 분명히 젊은 층이 될 것이다. 지금 우리 치과는 주로 60대 이상의 노인 환자가 대부분이라서 짧은 오전 시간에 하루 환자의 절반 정도가 내원을 한다. 오전 진료에 환자가 몰리는 것이다. 오후는 상대적으로 예약이 비어있는 경우가 많아 어떻게 활용을 할까 고민하던 찰나였다. 오피스텔이 완공되면 젊은 환자층이 내원하게 될 테고 비는 오후 시간을 어느 정도 메워줄 수 있을 것이라 기대되었다.

실장은 늘 그 자리에 머물러 있지 않았다. 어떻게 하면 환자를 늘릴 수 있을지, 우리 치과를 브랜딩 할 수 있을지를 고민한다. 단순히 생각으로만 그치지 않고 내게 건의를 하고 실제로 행동하며 바꾼다. 단순한 직원 마인드가 아니라 파트너이자 동반자로서 함께 치과를 만들어 나간다. 이게 바로 훌륭한 실장이자 원장들이 반드시 만들어야 할 표본이다.

여기서 중요한 이야기는 덴쳐라는 차별성을 만들었다거나 옆에 오피스텔이 올라가니 홍보하자는 제안을 한 '행동'에 있지 않다. 병원을 생각하는 '마음'에 있다. 마음이 없으면 오피스텔을 보더라도 지나쳤을 것이다. '아 오피스텔이 들어오네.'라고 스치듯 생각만 했을 것이다.

실장이 치과경영에 대해서 여러 가지 건의를 하는 것이 원장의 경영권을 침해하는 것 같아 기분이 나쁜 원장이 있을 수도 있겠다.

이는 경영권 침해가 아니다. 당연히 실장은 원장보다 내 치과에 대해서 더 잘 알 수밖에 없다. 원장은 그저 진료만 할 뿐 접수부터 예약, 상담, 수납, 보험청구, 환자 관리까지 모두 다 하기 힘들다. 레이더망에서 벗어난 일들은 거의 신경 쓰지도 못한다. 실장은 이 모든 상황들을 다 인식하고 원활하게 잘 돌아갈 수 있도록 관리한다. 그러니 실질적으로 원장보다 더 잘 알 수밖에! 잘 아는 만큼 무엇이 문제인지, 무엇을 개선해야 할지도 더 잘 캐치할 수 있다.

대부분의 원장이 실장의 업무는 단순히 예약, 수납, 상담, 보험 창구라고 생각한다. 심지어 실장들조차 자신의 업무를 그 정도로 한정 지어서 생각하는 경우도 있다. 그래서인지 실장의 업무 정도는 원장인 내가 충분히 실장보다 잘 알고 지시할 수 있다고 생각한다. 또는, 실장이 하는 업무에 아무런 관심이 없더라도 병원은 그럭저럭 돌아가기 때문에 별 신경을 쓰지 않는다.

하지만 생각해 보자! 원장은 환자를 진료실에서 만나고 진료를 하고 원장실로 들어간다. 환자와 대화가 길어지면 예약이 밀리기 때문에 원장이 환자와 나누는 대화는 한정적이다. 반면에 데스크에서 실장이 환자와 나누는 대화는 진료적인 부분만이 아니다. 우리 병원을 신뢰하는 환자는 데스크에서 본인의 사적인 이야기를 털어놓는 것을 마다하지 않고 한참을 이야기한다.

이상하게도 환자는 원장에게 컴플레인 하지 않는다. 아무래도 부정적인 얘기를 하면 진료를 제대로 봐 주지 않을 것 같은 불안

감에서 나온 행동이 아닐까 싶다. 나가면서 데스크에서 자신의 감정을 쏟아내고 나간다. 그걸 응대하는 것은 실장이다. 환자의 컴플레인이 진료에 대한 것인지, 매니지에 대한 것인지 파악하고 적절하게 응대하면서 우리 치과에 내원하는 환자들이 우리 치과에 대해서 하는 평가에 대해 잘 알 수밖에 없다.

실장은 리콜 전화를 하고, 컴플레인을 받고, 환자와 대화하면서 우리 치과의 문제점을 파악하고, 최근 동네 분위기를 파악한다. 자연스럽게 동네 분위기에 맞는 경영 전략을 세울 수 있다. 원장 스스로 자신의 치과에 대해서 이만큼 객관적으로 판단할 수 있는가? 아마 쉽지 않을 것이다. 객관적인 판단 없이 경영전략을 세울 수 없다.

치과는 절대 원장 혼자서 만들어갈 수 없다. 모든 직원이 치과를 함께 만들어가는 파트너다. 그중 실장은 나와 함께 경영전략을 세우고, 치과가 나아갈 길을 직원들에게 제시하는 동반자이다.

실장과 끊임없이 대화를 하자. 많은 대화를 해야 같은 목표를 향해 발맞춰 나갈 수 있다. 실장을 나의 동반자로 인정하고 대우해 준다면 비로소 실장은 제대로 된 역할을 수행할 수 있을 것이다.

5. 데스크는 치과의 얼굴이다

"실장도 같이 옮겨온 거예요?"

이전 치과에서 이곳까지 진료를 받으러 온 충성 환자가 나에게 물었다. 이전 치과 실장과는 생김새가 전혀 다른데 무슨 말일까 의아해하며 "이전하고 나서 새로 뽑았어요. 그런데 왜 그러세요?"라고 되물었다. "너무 반갑게 인사하기에 같이 옮겨온 줄 알았어요."라는 답을 들을 수 있었다. 실장은 한 시간이나 걸리는 먼 거리를 내게 진료받기 위해 내원한 환자에게 고마움을 담아 반갑게 맞이했던 것이다. 데스크에서 받은 친절한 응대에 그 먼 거리를 마다하지 않고 나를 믿고 찾아온 환자는 다시 한번 우리 치과의 팬이 되었다.

환자가 치과 문을 여는 순간 제일 처음 대면하게 되는 사람은 데스크 직원이다. 이 데스크에서 어떻게 인사하고 응대하느냐에 따라 첫인상이 정해진다. 가끔 데스크에 서서 뭔가를 한참 물어보고 나가는 환자들을 본다. 알고 보니 접수하기 전 먼저 우리 치과의 수가를 알고 싶어 방문했던 것이다.

"여기는 임플란트가 얼마예요?"라며 데스크에 서서 질문하는 환자에게 데스크 직원은 뭐라고 응대할까? 보통은 "저희는 임플란트 하나에 얼마예요. 뼈이식을 하시게 되면 비용은 별도로 나올 거예요."라고 응대를 한다. 원하는 정보를 얻은 환자는 "네. 알겠어요.

다음에 올게요."라며 치과를 떠나게 된다.

전화로 질문하는 환자를 오게 하는 것보다 이미 방문한 환자를 진료실에 앉히는 게 더 쉽다. 그런데 이런 환자를 떠나게 하다니. 절대 안 될 일이다. 그러면 제대로 된 데스크 응대는 어떻게 해야 하는 것일까? 응대의 기본은 서술형 대화와 공감이다. 먼저 환자의 니즈를 파악해야 한다. 니즈 파악은 질문으로 쉽게 얻을 수 있다.

"임플란트는 왜 하려고 하시는 거예요?"라고 환자에게 물어보자. 처음에는 그저 가격이 궁금해서 내원했지만, 현재 자신의 상황을 설명하게 된다. 그러면 또 그에 맞춰 질문하고 호응하면 된다. 질문을 통해 정말 많은 정보를 얻을 수 있다.

치아를 발치해야 되거나 이미 다른 곳에서 발치를 한 뒤 임플란트해야겠다고 생각하고 임플란트 가격을 물어보는 것일 수 있다. 또는 치아가 아픈데 이미 여러 번 자주 그래왔던 터라 빼고 임플란트를 해야 할 것 같다고 환자 스스로 지레짐작하고 있는 경우도 생각보다 많다. 실제로는 치주치료만으로도 충분히 더 쓸 수 있는데도 말이다.

환자가 자신의 상황을 설명한 대답을 듣고 "많이 힘드셨겠어요. 그런데 지금 상황에서는 A 치료도 가능하고 B 치료도 가능할 것 같은데, 정확한 건 원장님께서 직접 보셔야 치료계획이 나올 수 있을 것 같아요. 접수하고 실제 입안 상태를 확인하고 정확한 상담을 받아 보시는 게 어떨까요? 검진받는 항목이 보험이 돼서 만원 안쪽으로 금액이 나올 거예요. 괜찮으시면 정확한 진단을 받아 보시는 게 어떨까요?"라고 환자의 불편에 공감하는 마음을 담아 다시 질문을 던지게 되면 환자는 기왕 발품 팔아서 온 치과에 접수하게 된다.

내 치과 문을 열고 들어온 사람은 어떻게든 접수해서 검진까지 이어지게 하는 것이 필요하다. 진료실에 있는 원장이 할 수 있는 일이 아니다. 환자를 처음 대면하는 데스크에서만 할 수 있는 일이다.

진료를 마치고 나가는 환자에 대한 데스크의 응대도 역시 중요하다. 치과 진료는 항상 긴장하면서 세심하게 해야 하기에 진료하는 원장도 힘들지만, 진료를 받는 환자는 더 힘들다. 심하게 긴장하는 환자의 경우에는 치과 진료를 받은 날에는 여지없이 몸살에 앓아눕기도 한다. 진료 시간도 종잡을 수 없다. 치과에서는 간단한 것이라고 예약을 잡아주더니 대기시간까지 다하면 치과에서 보내는 시간이 한 시간이 훌쩍 넘기도 한다. 환자가 진료 중에 받는 스트레스, 긴장, 불만은 원장이 생각하는 것 이상으로 많다.

진료를 마치고 데스크 앞에 선 환자는 진료 중에 얼마나 힘들었는지 데스크에서 한참을 이야기하면서 스트레스와 긴장을 푼다. 또는 진료 중에 생긴 불만을 원장에게는 이야기하지 못하고 데스크에서 한참을 컴플레인 한다. 이는 마구잡이 불평이라기보다는 약간의 투정에 가깝다. 이럴 땐 "원래 그렇게 하는 거에요.", "원래 그럴 수 있어요."라고 응대하기보다는 먼저 환자의 마음을 어루만져야 한다.

오랜 대기시간으로 컴플레인을 하는 환자에게 "오늘 진료 보시는데 너무 오래 기다리셨죠? 우리 원장님 잘하신다고 벌써 소문이 났나? 오늘따라 아픈 동네 분들 죄다 우리 치과로 오셨나 봐요. 다음에는 앞뒤 시간 여유 있게 비워놓을게요."라면서 너스레를 떨면서 예약을 잡아준다면 맘 상했던 환자의 기분이 한결 나아지지 않을까?

보험진료 후 본인 부담금을 수납하는데 환자들은 매우 인색하다. 비보험 진료가 같이 진행되는 토털 진료의 경우에 보험 본인 부담금은 당연히 서비스로 생각하는 경우가 많다. 예전 치과에서 보험 덴쳐를 하기 위해서 발치를 했는데, 발치 본인 부담금을 받은 것에 대해서 환자가 심하게 컴플레인을 한 적이 있다. 그 당시 데스크 직원은 응대에 능숙하지 못했고, 혈기 왕성했던 나는 환자와 경찰을 부를 정도로 심하게 싸웠다.

지금의 데스크에서는 그런 경우가 없다. 물론 상담 단계에서 보험 본인부담금이 대충 얼마 정도 나올 것이라고 설명을 하기 때문이기도 하지만 그렇지 못한 경우에는 "죄송해요. 이건 법적으로 꼭 받도록 되어있는 돈이라서 저희가 마음대로 깎아주거나 빼주지 못해요. 그러면 저희가 처벌받거든요. 저희가 법을 어기면서 일할 수는 없잖아요. 대신 저희가 다른 부분에서 더 배려해 드릴게요."

라며 완곡하게 환자에게 수납을 요구한다. 본인 부담금을 수납받는 것은 당연한 일이지만, 환자의 입장에서는 당연하지 않을 수 있다는 것을 인정하고 완곡하게 표현하면서 수납을 유도하면 환자의 입장에서도 수긍을 할 수밖에 없다.

환자가 우리 치과에서 경험하는 모든 순간이 중요하겠지만, 첫인상과 마지막 인상은 더 중요하다. 그것을 담당하는 것이 데스크라는 것을 기억하자. 쭈뼛거리며 처음 온 치과지만 마치 오랜 기간 알고 지내던 구환인 듯 반갑게 맞이하고, 치과를 나갈 때 기분 좋게 나갈 수 있다면 진료에 대한 만족도는 덩달아 올라가게 된다. 또한 환자는 치과에서 지불한 비용이 아깝지 않다는 생각이 들게 될 것이다.

6. 모든 개원의의 평생 숙제 '직원 관리'

"행여 진료 중에 직원의 잘못을 지적하면 삐져서 말도 안 해."

"직원이 원장실 문을 똑똑하고 들어오면 '설마 퇴사하겠다는 건가?'라는 생각에 가슴이 철렁 내려앉아."

"우리 직원들은 하는 일도 없으면서 요구하는 것만 많아."

한 번쯤은 이런 하소연을 해보거나 들어봤을 것이다. 해가 갈수록 구인은 더 힘들어진다. 구인이 쉬웠던 적이 언제인가 싶을 정도다. 가뜩이나 구인도 힘든데 직원들은 그만둘 때만 호시탐탐 노리고 있다. 있는 직원들이라도 잘 다독여가면서 치과를 꾸려 나가고 싶은 생각이 간절하다. 그러나 직원을 휘어잡을 카리스마도 없고 이렇다 할 복지나 혜택도 없다. 직원에게 꼬투리 잡힐까 함부로 말도 못 걸겠는데 관리는 더욱 힘들다. 그저 원장실에 앉아서 '우리 치과에 왜 불만이지? 그 인원으로 하루 20명 보는 게 그렇게 힘드나? 이렇게 여유 있고, 원장이 터치하지 않고 편한 치과가 어딨어?'라고 생각하면서 직원에 대한 불만을 마음속으로 삭인다.

직원들이 우리 치과의 복지 개선을 요구라도 한다면 '직원들은 치과 구직사이트에 나온 조건 중 좋은 것들만 조합해서 가상의 치과를 만들어서 우리 치과가 안 좋다고 투덜대는데 일도 편하고 휴무도 많고 월급도 많이 주는 그런 치과가 있을 수 있어?'라고 원장들은 생각한다. 말도 안 되는 생각으로 가당치도 않은 요구를 하는 직원들이 이해가 안 된다.

직원들도 직원들만의 생각들이 있다. '○○ 치과는 같은 연차의 급여가 나보다 20만 원이 더 많네. 나는 뭐지?', '○○ 치과는 청소뿐만이 아니라 설거지와 빨래도 해주는 여사님이 있다는데 부럽다.', '주 4일 근무를 하는 치과가 있네. 주 6일 일하는 거 너무 힘든데.' 등 다른 치과에 대한 부러움은 기본이다. 하루 20명의 환자를 보더라도 직원은 진료 어시스트뿐만 아니라 해야 할 일이 정말 많다. 인상 채득을 했으면 석고도 부어야 하고, 뒷정리도 해야 하고, 환자에게 설명도 해야 하고, 부족한 재료도 채워야 한다. 그러니까 20명 정도면 널널하니까 괜찮을 것이라는 건 원장의 생각일 뿐 직원들은 그렇게 생각하지 않는다는 것이다.

직원들은 너무 조용한 치과는 배울 점이 없다고 생각한다. 그렇다고 바쁜 치과를 선호하는 것도 아니다. 그래서 자꾸만 구직 사이트를 뒤적이는 것이다. 환자 수도 적당해서 힘들지 않고 케이스가 많아서 배울 것도 많고 월급도 많이 주면서 휴무도 많이 챙겨주는 그런 치과 말이다. 그런데 과연 그런 치과가 있을까? 있다면 이미 일도 잘하고 알아서 척척 하는 직원들이 다 차지해서 빈자리가 나오길 기다려야만 할 것이다.

원장과 직원의 입장 차이는 너무나 극명해서 입장 차이를 줄이거나 없애기는 어렵다. 직원은 오너가 아니기에 이해하지 못한다. 그저 받은 만큼만 일하고 싶고, 한 만큼보다 더 받고 싶다. 원장은 직원으로 일해 본 적이 없기 때문에 직원의 생각을 이해할 수 없다. 물론 직원들의 입장을 이해할 필요도 없다. 아무리 근무 조건이 좋은 치과라도 직원으로 근무하다 보면 불만이 생길 수 있다. 직원들 간에 갈등이 생길 수도 있고, 하고 있는 업무에 불만이 있을 수도 있다. 직원들이 그런 생각을 할 수 있다는 사실을 인정하면 된다. 직원 관리의 시작은 직원들을 '있는 그대로 인정하는 것'에서 시작한다.

직원 관리에서 원장이 할 일은 딱 하나이다. 원칙을 정하는 것. 내가 만들고 싶은 치과는 어떤 치과인지, 직원들은 어떤 역할을 하고, 어떤 자세로 근무를 했으면 좋겠는지. 원칙을 정하면 직원들에게 휘둘릴 필요가 없다. 나의 철학과 치과 사정에 의해 만들어진 근무조건이 싫으면 직원이 떠나는 것이다. 원칙이 세워졌으면 원칙에 따른 직원 관리는 원장이 직접 하는 것이 아니다. 원장은 원장의 입장에서 생각하고, 직원은 직원의 입장에서 생각하는데 무슨 관리가 되겠는가? 직원을 관리하기 위해서는 직원의 입장에서 생각해야 하는데, 원장은 직원의 일을 해본 적이 없기 때문에 절대 직원 입장에서 생각할 수 없다.

직원 관리는 실장과 중간관리자에게 맡기자! 실장과 중간관리자는 스텝 단계를 거쳐 그 자리에 오른 사람들이다. 스텝들이 무슨 생각을 하는지, 어떤 부분에서 불만인지, 충분히 공감하면서도 원장의 입장에서 직원들을 관리할 수 있다. 실장과 중간관리자는 내편이면서 직원의 입장을 이해할 수 있는 훌륭한 재원이다. 우리 치과는 진료에 관련된 교육과 지시는 진료팀장이 한다. 직원의 실수나 부족한 업무 스킬, 병원의 규칙에 맞지 않는 태도 등을 체크하고 교육하는 일, 업무 보고를 받고 개선 사항을 지시하는 일 모두 진료팀장이 담당한다. 진료팀장의 판단에 중요한 사항들은 실장을 통해 나에게 보고가 들어온다. 나는 보고를 듣고 실장과 진료팀장에게 수정되어야 할 문제점을 체크해서 알려주기만 하면 된다.

모든 일의 총괄은 실장의 역할이다. 직원들 간에 불화가 있으면 실장이 각각의 직원을 면담한다. 급여 협상에 대한 면담도 마찬가지이다. 실장이 먼저 직원 면담을 실시한 후, 각 직원의 장단점, 지금까지의 성과, 직원들 간에 해당 직원에 대한 평가 등을 면담 내용과 함께 나에게 보고한다. 나는 그런 판단 자료를 근거로 직원들의 급여를 책정하고 협상테이블에 앉는다.

직원 관리는 개원의로 사는 한 언제나 따라다니는 머리 아픈 숙제이다. 그런 머리 아픈 숙제를 대신해 주는 존재를 만드는 것이 원장들의 할 일이다. 원장실에 앉아서 우리 직원들은 왜 그럴까? 머리 싸매고 고민하지 말고, 그럴 시간에 실장이나 중간관리자와 한마디라도 더 나누고 치과의 원칙을 정하자.

내 치과만의 원칙이 있다면 나와 같은 방향을 바라보고 있는 실장과 중간관리자는 파트너로서 직원들을 훌륭히 관리해 줄 것이다.

2장. 매출도 관리가 가능하다

1. 치과 수가, 어떻게 정할까

요즘은 유튜브나 인스타그램에서 임플란트 광고를 자주 본다. 아마도 내 관심사를 반영해서 알 수 없는 알고리즘에 의해 뜨는 것 같다. 주로 저가 전략으로 임플란트를 주력으로 하는 치과들의 광고다. 지금까지 본 광고 중에 가장 낮은 금액이 38만 원이었다.

세상에! 38만 원이라니! 그거 받아서 남는 게 있을까 싶다. 임플란트 치료에 들어가는 재료비, 기공료만 생각해 봐도 '어떻게 하면 그런 비용을 받고 수익을 내는 거지?'라는 의문이 든다. 게다가 광고를 그렇게 한다면 광고비도 무시하지 못할 텐데 말이다. 하지만 누울 자리 보고 다리를 뻗는다고, 손익분기점에 대한 계산은 이미 다 끝내고 수가를 책정했을 것이다. 저가 임플란트가 동료 치과의사들을 고사시키는 전략이라는 도덕적 비난은 접어두자. 찬반 논쟁보다는, 그 치과는 도대체 어떻게 수가를 정했는지 분석하고 우리 치과 수가를 합리적으로 정하는 게 중요하다. 38만 원 임플란트로 수익을 얻으려면 한 달 동안 어마 무시하게 심어대야 손익분기점을 넘길 수 있다. 아무리 싸다고 해도 사람들이 많이 올지 어떨지 알 수 없을 텐데, 그 모든 것을 고려해서 수가를 책정한 용기가 어찌 보면 대단하다. 아니 그런 분석을 했다는 점, 그리고 실행에 옮기는 실천력이 멋있다. 모든 사업에서 제공되는 서비스나 재화의 가격은 원가와 나의 기대 수익률을 반영하여 책정된다. 그러면 과연 치과에서도 그렇게 책정할까? 혹시 지금의 수가를 정할 때 원가와 감가상각, 지출 등을 고려하고 거기에 마진을 붙여서 수가를 책정하는가? 만약 그렇게 했다면 박수를 쳐드리고 싶다.

지금까지 나는 하나하나 체크해서 수가를 책정한 치과를 본 적이 없다. 내가 치과를 오픈하려는 자리에는 이미 많은 치과들이 있고, 나와 동일한 진료를 하면서 받는 수가가 이미 존재하기 때문이다. 이미 설정된 시장가격이 있는데 나만의 방법으로 내 치과만 동떨어진 수가를 책정한다면 어떻게 될까? 게다가 그 수가가 주변 치과보다 월등히 높다면, 환자에게 선택을 받을 이유를 만드는 것은 굉장히 어려워진다.

내가 혁신적인 낮은 가격으로 주변 치과들을 다 고사시키면서 블랙홀처럼 환자를 다 끌어모으겠다는 전략이 아닌 이상에는 수가를 책정할 때 가장 중요한 것은 대상 환자군이다. 내가 대상으로 하는 환자군의 연령대, 경제력, 주거지역, 생활방식 등을 고려해서 수가를 책정해야 한다. 그런 과정으로 책정된 수가가 바로 주변 치과들의 수가이다. 이미 이런저런 경험을 통해 평균적인 금액이 책정된 것이다. 그렇기에 수가를 정할 때 동네 치과들의 평균적인 수가를 기준점으로 삼는 것은 중요하다.

나는 치과의사들을 상대로 강연하는 연자도 아니고, 독보적인 진료를 하는 이름난 치과의사도 아니다. 아무리 브랜딩과 치과 스토리로 무장을 한들 어느 수준 이상의 높은 수가를 책정하기 힘들고, 그렇다고 박리다매 형식으로 무조건 싸게만 하고 싶지도 않았다. 결국 기준점을 동네 평균 수가에 두고 생각했다.

주력으로 하는 진료의 수가는 동네 평균 수가보다 조금 낮춰서 박리다매할 수 있도록 하고, 비주력으로 하는 진료는 동네 평균보다 수가를 높여서 조금만 하더라도 수익이 날 수 있도록 수기를 전략적으로 책정했다. 물론 동네에도 가격을 후려치는 저가 전략을 구사하는 치과는 분명히 있다. 그러나 내 치과가 동네 평균 근처에 있는 수가라면 환자들을 설득할 수 있는 전략을 수립하는 데 큰 무리가 없다고 판단했다. 주력으로 하고 싶은 임플란트와 덴쳐는 동네 평균가보다 조금 낮게 책정하고, 나머지 일반 보철의 가격은 평균 수가보다 살짝 높은 수준으로 책정하였다. 골드(Gold) 값이 많이 오르고 지르코니아의 물성이 많이 좋아진 상황에서 기공료도 낮아졌다. 나는 지르코니아 크라운 가격을 낮추고 골드 크라운의 가격을 높여 자연스럽게 환자들을 지르코니아 크라운으로 유도

했다. 턱관절 장치와 같이 자주 하지 않는 진료는 환자들이 선택했을 때 충분한 수익이 날 수 있도록 높은 수가를 책정했다.

모든 수가가 동네 평균 수가보다 낮으면 환자에게 더 많이 선택받는 것 아닐까? 아니다! 환자가 치과를 선택하는 이유가 오직 가격적인 부분에만 있는 것은 아니다. 내가 받고자 하는 진료를 잘하는 곳인지, 친절한지, 내 이야기를 잘 들어주는지 등 이유는 무수히 많다.

하루에 치과의사 한 명이 몇 명의 환자를 볼 수 있을 것이라고 생각하는가? 하루 내원 환자가 20명이라고 한다면 몇 명이나 비싼 돈을 지불하는 치료를 받는 환자일까? 모든 수가를 낮게 가져가겠다는 생각은 결국 위임진료를 하겠다는 말과 일맥상통한다. 위임진료를 하지 않고 낮은 수가로 손익 분기점을 넘길 정도로 환자를 보려면 결국 페이 원장을 둬야 될 테고, 안 그래도 저가로 수익률이 낮은데 수익률은 더 낮아질 수밖에 없다.

수가는 개원할 때 한번 정하면 올리거나 낮추는 것이 힘들다. 오늘부터 수가를 낮춘다고 한다면 어제 치료받고 간 환자의 컴플레인을 피해 갈 수 없다. 오늘부터 수가를 올린다고 하더라도 환자가 납득할 만한 이유가 있어야 한다. 어느 정도가 적정한 수가인지 정해진 것은 없다. 다만 내가 대상으로 하는 환자군의 경제력을 반영하는 것이 동네 평균 수가라는 점을 명심하자. 치과의 수가를 정하는 것도 경영 전략의 일환이라는 것을 잊지 말자.

2. 매출도 관리를 한다고?

"매출도 관리를 한다고?"

"환자가 덜 오면 매출이 떨어지는 거고, 많이 오면 매출이 늘어나는 거지 어떻게 매출을 관리해?"

혹시 이런 생각 하고 있지는 않은가? 대부분의 개원의가 매출을 올리는 방법에 대해서는 고민하지만, 어떻게 관리할 것인가에 대한 고민은 하지 않는다. 오늘 하루 진료한 환자들의 수납을 더 해 일 매출이 되고 그게 모여서 월 매출이 되는 것은 그저 단순한 덧셈일 뿐이다. 누구나 그런 덧셈은 할 수 있는 것 아닌가. 원장실에 앉아서 오는 환자를 기다리고 환자가 오면 진료하고, 환자가 오지 않으면 또 기다리는 수동적인 모습으로는 절대 매출을 관리할 수 없다.

"매출 관리가 필요한가? 그리고 가능한가?"

이 질문에 대한 답은 '그렇다.'이다. 매출 관리는 필요할 뿐만 아니라 가능하다. 관리되지 않은 매출은 매월 나의 수입 예측을 불가능하게 하고 필요한 지출을 하는 데 있어서 망설임을 갖게 한다.

예를 들어 내원 환자 수가 떨어지는 것 같아서 마케팅을 계획하고 있다면 그 비용을 감당할 수 있을지 예측이 되어야 실행이 가능한 계획이 되는 것이다. 환자가 떨어지고 있어서 다음 달 적자가 될 것 같은데 효과가 있을지 없을지 모르는 지출을 결심하기 힘들다.

그렇다면 매출을 어떻게 관리해야 할까? 우선 두 개의 그래프를 보자.

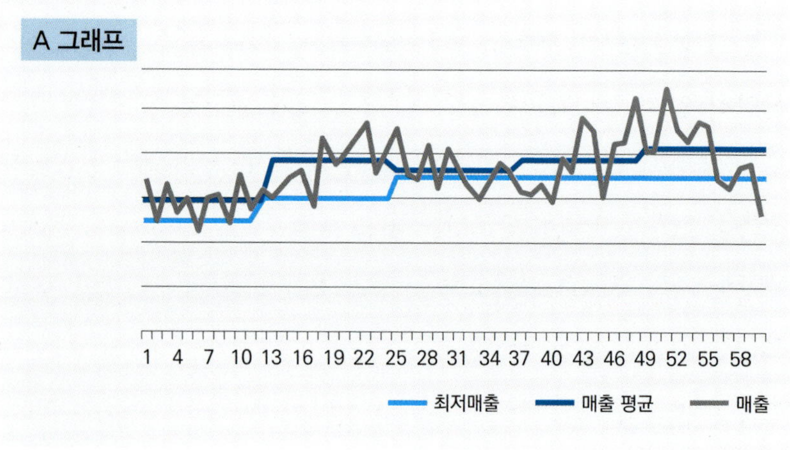

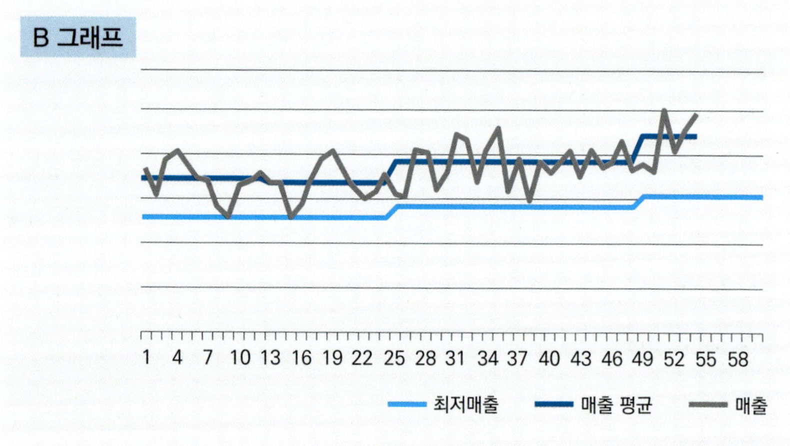

위의 A, B 그래프 중, 어떤 그래프가 매출 관리가 되는 그래프일까? A 그래프는 첫 개원 2013~2017년 그래프이다.

그리고 B 그래프는 재개원 2019~2023년 그래프이다. 평균 매출은 1년 단위의 매출 평균을 낸 것이고 최저 매출은 생활비까지 고려해서 꼭 올려야 되는 매출을 표시한 것이다.

A 그래프에서 보면 최저 매출보다 낮은 매출을 보이는 달이 상당히 있다. 반면에 B 그래프에서는 최저 매출보다 언제나 높은 곳에 매출이 위치한다. A 그래프는 연평균 매출을 중심으로 매월 매출이 크게 오르락내리락하는 것을 볼 수 있다. 반면에 B 그래프에서는 개원 첫해를 제외하고는 평균 매출을 중심으로 매출의 등락 폭이 크지 않음을 볼 수 있다. 첫 개원 때는 관리되지 않던 매출이 지금은 관리되고 있음을 확인할 수 있다.

그렇다면 매출을 관리할 때 어떤 부분을 관리해야 되는 것일까?

첫 번째, 매출 하한선을 맞춘다.

매출 하한선은 치과의 고정경비와 변동 경비, 은행이자, 리스비, 나의 생활비 등을 계산하여 매월 절대적으로 내가 벌어야 하는 돈으로 설정하는 것이 좋다. 생활비 등은 치과 경비로 계산되는 것은 아니지만 매월 주기적으로 빠져나가야 하므로 결국 그달 내가 벌어야 하는 돈이다.

둘째, 평균 매출을 맞추기.

매출 평균을 맞추는 것은 하한선을 맞추는 것보다 훨씬 어렵지만 꼭 해야 하는 일이다. 평균적으로 올리는 매출 근처에서 매출이 등락하고 있을 때, 내 매출에 대한 예측이 가능해지기 때문이다.

그러면 매출 하한선을 어떻게 맞추고 평균 매출은 어떻게 맞춰야 할까? 흔히 쉽게 생각하는 방법이 선수납을 통해 매출을 올리는 것이다. 미리 진료비를 받아서 평균 목표 매출을 맞추는 방법이다. 선수납은 순간적으로 매출을 올리기엔 쉽지만, 오히려 매출 관리를 어렵게 하는 방법이다. 매달 새로운 환자의 매출을 올려야 하기 때문에 자칫하면 과잉 진료로 이어질 수 있다.

또한 선수납을 통해 이번 달 목표매출을 맞춘다 한들 다음 달 매출을 맞추기 위해서 또다시 선수납을 받을 수밖에 없는 상황이 발생한다. 매달 마감을 해야 하는 촉박함에 마음이 급해져서 실수하는 일이 생길 수도 있다.

매출 관리를 위해서는 우선 명확한 목표를 정해야 한다. 지난달 신환과 진행 중인 치료를 기반으로 매달 경영 회의를 통해 목표 매출을 정하고 매주, 매일 단위의 목표 매출을 정해야 한다.

월 매출 계획만 세우면 초반에는 지지부진하다가 막판에 몰아서 매출을 채운다거나 선수납을 할 수밖에 없다. 그러면 원래의 취지인 '매출 관리'는 더 어렵게 된다. 월 매출 목표를 세웠다면 세부적으로 매주, 매일 목표를 쪼개서 세우고 매일의 목표를 채워야 결국, 매달 목표관리가 이어질 수 있다. 신환의 당일 진료라든지 예약 환자에 대해 다른 보험 진료를 추가로 진행한다든지 모든 수단을 동원해서 일 매출을 맞추고, 주 매출을 맞추고, 월 매출을 맞춰야 한다.

전략이 언제나 통하면 좋겠지만 항상 그렇지 않다. 매출이 목표했던 것에 비해서 부족할 경우 장기 미내원 환자와 상담 부분 동의 환자에 대한 리콜과 예약 루틴의 파괴를 통해 매출을 끌어올려야 한다. 어느 치과나 예약에 대한 루틴이 있다. 임플란트 이차 수술은 얼마 만에 한다든지, 신경치료는 얼마 간격으로 한다든지, 이러한 루틴을 깨고 예약을 하루 이틀, 또는 1~2주 당겨서 잡을 수 있다. 물론 진료에 문제가 생기지 않는 범위 내에서 루틴을 깨는 것이다. 이렇게만 해도 일 매출을 어느 정도 맞출 수 있고, 나아가 주 매출, 월 매출 관리까지 이어질 수 있다.

단순한 덧셈으로써 매출 계산이 아닌 내가 원하는 방향으로 매출을 이끌고 나가는 매출 관리를 하자. 관리되는 매출은 꼭 필요한 지출에 있어서 계산이 가능하게 하고 더 나은 치과경영을 제공할 것이다.

3. 치과경영 기본에 충실하라

치과를 운영한다는 것은 어떻게 보면 매우 단순하다. 다른 사업과 마찬가지로 매출을 높이고, 지출을 줄여 내가 가져가는 이익을 극대화하는 것이다. 물론 어떻게 매출을 높여야 할지, 지출은 어떻게 줄여야 할지 구체적인 내용으로 들어가면 어려워진다. 문제가 어려울 땐 문제를 단순화해서 쉬운 방법부터 하나씩 적용해 보는 것이 좋다.

어떻게 매출을 늘려야 할까?

단순하게 생각해 보자. 매출을 높이기 위해서는 내 치과에 치료를 받으러 들어온 환자에게 돈을 많이 받거나, 환자 수를 늘리거나 둘 중 하나이다. 치료를 받으러 들어온 환자에게 돈을 많이 받는 것이 환자 수를 늘리는 것보다 쉽다. 그러면 치료를 받고자 들어온 환자에게 어떻게 돈을 많이 받을 수 있을까? 단순히 진료수가를 높여서 돈을 많이 받아야 한다는 말이 아니라는 것은 당연히 알 것이다.

치과에 들어온 환자를 통해서 매출을 늘리는 첫 번째 방법은 상담 동의율을 높이는 것이다. 매출이 잘 나오는 치과들의 경우 상담 실장을 따로 둔다. 그만큼 상담은 중요하다. 문제는 상담이 무엇인지도 제대로 모르고 상담을 진행하는 치과들이 상당수라는 것이다. 상담 동의율을 높이기 위해서는 원장과 실장의 협업이 중요하다. 원장의 진료 철학을 실장이 온전히 이해하는 것이 필요하고, 그것을 바탕으로 원장의 진료철학을 잘 포장하여 환자를 설득하는 작업이 필요하다.

우리 치과가 근처 치과 중에 최저가는 아니기에 주변 다른 치과보다 더 비싼 비용을 지불하고 치료를 받아야 하는 이유에 대해 상담을 통해 충분한 납득이 이루어져야 한다. 상담은 치료해야 할 부분들에 대해 어떤 진료가 필요하고 비용이 얼마나 들지에 대해 설명하는 것이 아니다. 환자의 니즈(needs)가 무엇인지 파악하고 환자가 왜 치과를 찾게 되었고, 어떤 것을 해결하고 싶어 하는지 환자가 스스로 이야기할 수 있도록 환경설정을 하는 것이 필요하다. 환자가 스스로 자신의 문제점과 해결하고 싶은 부분들을 이야기함으로써 스스로 치료가 필요하다는 것을 다시 한번 상기하게 된다.

환자의 이야기를 통해 충분한 니즈(needs) 파악이 이루어졌다면 현재 환자에게 필요한 치료가 무엇인지, 어떤 순서로 치료를 진행할 것인지, 치료를 진행하면서 환자가 겪어야 하는 불편은 어떤 부분이 있고 그 기간은 어떻게 될지, 불편을 최소화하기 위해 치료 순서는 어떻게 할지, 비용은 어떻게 되는지, 기간은 얼마나 걸릴 것인지, 수납은 언제 어떻게 이루어지는지에 대해서 설명하고 동의를 얻는 과정이 필요하다. 제대로 된 상담이 이루어진다면 동의율은 당연히 올라갈 것이다.

두 번째 방법은 할 수 있는 보험청구 항목을 놓치지 않는 것이다. 환자가 내원한 그 순간부터 매출은 발생한다. 단순 상담만 받고 간다고 해도 기본 진찰료가 발생한다. 여기에 어떤 항목을 추가하느냐에 따라 청구 금액이 달라진다. 실제로 했지만, 차팅하지 않아 청구를 누락시킨다거나, 꼭 필요한 x-ray 촬영을 하지 않는 것 모두 주의해야 할 부분이다.

명확한 증상일지라도 진단을 내리기 위해 필요한 엑스레이 사진들은 다 찍어서 확인을 하는 것이 좋다. 특히 파노라마 사진상에서 확인이 충분히 된다고 해서 PA 사진을 찍지 않고 넘어가는 경우가 허다하다. 진단의 명확성을 위해서도 필요하지만 결국 놀고 있는 병원 기계를 이용하여 매출을 늘리는 것이기 때문에 꼭 해야 하는 작업이다.

진료했는데 차팅이 누락되어 보험 청구를 하지 못하게 되는 경우도 생각보다 많다. 엔도 후 크라운 프렙을 하다가 치은연하까지 마진 확보가 되지 않아 치은 절제를 한 경우나, 소아 환자 치은 폴립을 제거하고 엔도를 하는 경우나, 수복물을 제거하고 보존, 보철 치료를 했는데 차팅을 하지 않아 치은절제술, 보통 처치, 수복물 제거 청구를 하지 못하는 일이 생각보다 흔히 일어난다. 환자를 보면서 꼼꼼한 차팅까지 하는 것이 생각보다 힘들다. 스텝들과의 cross-check를 통해서 누락 없는 차팅을 할 수 있도록 해야 한다.

환자 수를 늘리는 것은 사실 단기간에 되는 것은 아니다. 가만히 있어도 신환들이 몰려들어오는 A급 입지라든지, 온라인 마케팅을 활발히 하거나 사무장을 이용하여 환자를 끌어오는 것이 아니라면 내부 마케팅이 필수다. 결국 일관된 진료와 응대를 통해 환자의 신뢰를 얻었을 때, 조금씩 재내원 구환수와 신환수가 늘어갈 것이다.

신환수를 늘리는 것도 중요하지만 신환의 구성을 워킹 신환보다 소개 신환이 많도록 가져가는 것이 중요하다. 우리 치과의 경우 월 신환 수는 개원 초와 비슷하다. 그러나 신환 구성을 보면 소개 신환이 압도적으로 많아지고 있다. 소개 신환이 많다는 것은 치료에 만족한 환자가 다른 사람을 소개했다는 뜻이고, 이는 치료 동의율이 높다는 말과 같다. 같은 수의 신환을 통해 올릴 수 있는 매출이 늘어날 수밖에 없다.

매출을 늘리지 못한다면 지출을 줄이려는 시도 한다. 당연한 결과다. 그렇다고 지출을 줄이려고 눈에 불을 켜고 인색해져서는 안 된다. 오히려 지출이 필요한 부분에 건전하게 집행되도록 관리를 해야 된다. 치과를 운영하다 보면 인건비, 기공료, 재료비 등의 큼직한 지출부터 식비, 복리후생비 등의 자잘한 지출까지 수많은 지출이 발생한다.

이 많은 지출을 일률적으로 줄이려고만 한다면 줄일 수 있는 지출에 비해서 과도한 업무나 스트레스가 발생할 것이다. 쓸데없는 곳에 새는 지출이 있는지 정확하게 감시하는 것만으로도 지출 관리는 충분하다.

원장은 어떤 환자를 대상으로 어떤 진료를 하면서 매출을 올릴 것인가, 인건비, 재료, 기공료 등의 지출은 어떻게 가져갈 것인가에 대해 큰 그림을 그려야 된다. 나머지는 직원들이 해야 하는 일이다. 우리가 직원을 뽑고 월급을 주는 이유는 일을 시키기 위해서다. 그 어떤 회사에서도 사장이 직접 모든 일을 스스로 하지 않는다. 큰 그림을 그리고 직원들이 올리는 기안을 보고 다당한가 하고 평가를 할 뿐이다.

원장도 마찬가지다. 어떻게 매출을 높일지, 어떻게 지출을 줄일지 큰 그림을 그리고 나머지 사항들은 직원들이 시행할 수 있도록 해야 한다. 큰 그림을 그릴 때는 꼭 믿을 수 있는 중간관리자와 함께하자. 그들은 나의 파트너로서 병원 경영을 함께 만들어갈 것이다.

4. 임플란트, 보철에만 목매지 마라!

개원을 준비하는 원장이 주력으로 하고 싶은 진료 1순위는 임플란트일 것이다. 치과 진료 중 진료 시간 대비로 매출을 올릴 수 있는 가장 큰 파이이기 때문이다. 그러나 역으로 생각해 보면 그만큼 경쟁이 치열한 진료 부분이다. 누구나 쉽게 생각하기에 진입장벽이 낮고, 그만큼 차별화가 필요하다. 어떤 치과는 저가를 무기로, 전국적으로 임플란트 환자를 모아서 박리다매하고, 어떤 치과는 대학병원 교수 출신이라는 사실을 내세워 비싼 외산 임플란트를 심는다. 그 틈바구니에서 '임플란트를 주력해서 살아남을 수 있을까?'라고 스스로 자문해 보자.

물론 치과 매출의 상당 부분이 임플란트와 보철 같은 비보험 진료에서 발생한다는 것을 부정할 수는 없다. 이 두 가지를 버리자는 말이 아니다. 작지만 소중한 보험항목 같은 놓치기 쉬운 것들을 잡자는 말이다. 특정 치료에 특화된 치과를 생각하고 있는 것이 아니라면 매출 항목들을 균형 있게 가져가는 것이 중요하다.

다음 그래프는 우리 치과의 2022년 진료항목별 매출 비율과 보험 항목에서 각 진료별 매출 비율이다.

진료항목별 매출비율

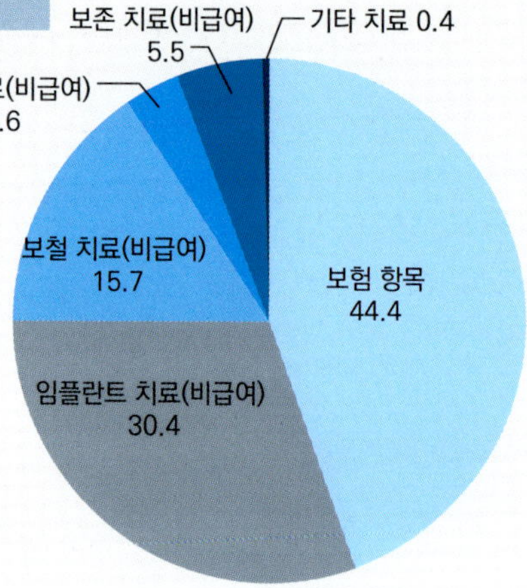

보험항목 진료별 매출비율

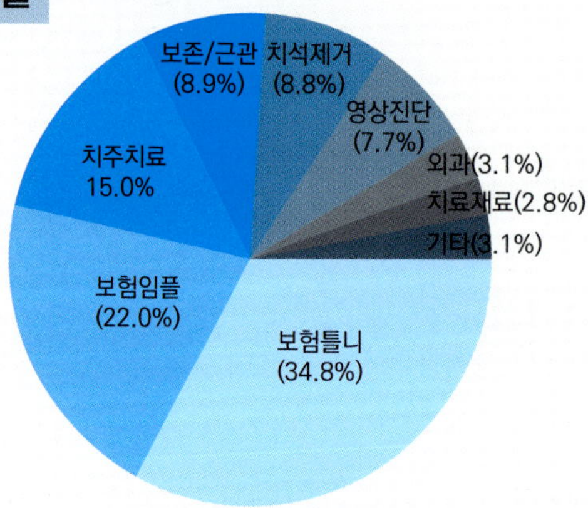

위 그래프에서 알 수 있듯이 비급여 임플란트의 매출비율은 30% 정도이다. 보험 임플란트 매출까지 생각한다면 임플란트로 올리고 있는 매출은 40% 정도가 되겠다. 비급여 틀니와 급여 틀니를 합한 매출은 20% 정도이다.

처음 이곳에 치과를 오픈한 이후 임플란트는 주변에서 저가로 임플란트하는 치과와의 경쟁에서 이기기 힘들 것으로 보고, 틀니를 주력으로 홍보한 덕분에 틀니 매출이 상당 부분을 차지하고 있다. 결국 임플란트, 틀니, 비급여 보철, 비급여 보존 항목의 매출비율이 80%를 차지하고 있다.

'임플란트, 보철에만 목매지 말라더니 결국 80%의 매출이 거기서 발생하네!'라고 생각한다면 너무나 당연한 말이다. 치과 매출의 대부분은 비급여 항목에서 발생하는 것이기 때문이다. 여기서 주목해야 하는 것은 80%의 매출을 올리는 항목이 임플란트에 편중되어 있지는 않은지, 다른 비급여 항목들로는 어느 정도 매출을 올리고 있는지다. 그리고 더 중요한 것은 남은 20%의 매출은 어디서 발생하는가 하는 것이다.

보험 항목 진료별 매출비율을 보면 영상진단이 차지하는 비율이 7.7%이다. 전체 매출로 따지면 3.4%를 차지하고 있다. 월 매출이 1억이라면 340만 원의 매출을 차지하고 있다. 치주치료 및 치석 제거가 차지하고 있는 비율은 전체 매출에서 무려 10%나 된다. 이런 항목들은 하지 않으면 그냥 사라지는 매출이다.

연 1회 스케일링을 하러 오는 환자들은 6개월마다 하는 정기 체크를 빠지지 않고 오는 경우가 많다. 또는 치과 진료에 큰 비용을 들인 환자들도 3개월이나 6개월마다 하는 정기 체크 약속을 잘 지키는 경우가 많다.

정기 체크 때 무엇을 체크하는가? 하악 전치와 상악 구치부 부분 스케일링, 치주가 안 좋은 특정 치아 치근활택술, 시린 치아 지각과민처치, 서비컬 굴곡파절 filling 등 정기체크를 위해서 온 환자들에게 할 수 있는 보험 항목 진료는 많다. 정기 체크하러 온 환자를 꼼꼼하게 검진하고 할 수 있는 보험진료는 꼭 챙겨서 하자. 단순히 "6개월마다 검진받으러 오세요." 하고는 말 그대로 '체크'만 하고 그냥 보내는 일이 없도록 해야 한다. 이는 병원 매출뿐만 아니라 환자들의 구강 건강을 지키는 데도 큰 역할을 한다.

보험 진료를 놓치지 않고 챙기려면 병원 구성원들끼리 약속된 루틴이 필요하다. 예약을 1시간 단위로 잡지 않는 이상 필연적으로 동시간대에 예약 환자가 겹치는 일이 생길 수밖에 없다. 이때 환자가 체어에 앉아 단순히 의사를 기다리며 멍하니 앉아 있지 않도록 하는 게 중요하다. 대기시간이 길어지면 환자는 '예약을 도대체 왜 하는 거야'라는 생각을 하게 되고 좋은 이미지를 줄 수 없다.

이런 경우, 치과의 정해진 루틴대로 필요한 파노라마, PA 엑스레이 사진을 촬영해 놓거나 부분 스케일링을 하거나 TBI를 하고 있을 수 있다. 대부분의 환자들은 잇솔질 관리가 잘 안되는 경우가 많기 때문에 이런 구강관리를 굉장히 반긴다. 그리고 이런 자잘한 진료들이 모여서 영상진단 7.7%, 치주치료 10%의 매출을 만들어 내는 것이다.

아직 정해놓은 루틴이 없다면 지금부터라도 만들자. 체어 대기

시간 동안 무엇을 할 것인가? 치과마다 컨셉과 방향성이 다를 테니 그에 맞춰 정해보자.

급여항목 놓치지 않기! 이것이야말로 매출을 올리는 데 있어서 가장 중요한 부분이다.

5. 상담 동의율 높이는 상담법

"원장님, 20분이 넘게 환자에게 열심히 설명하시던데 환자는 자신의 상황에 대해서 전혀 이해를 못 하고 있던데요? 무슨 설명을 하신 거에요?"

어느 날 상담을 하고 나온 실장이 나에게 말을 건넸다. 평생 치과가 처음이라는 고령의 여성 환자는 실장과 상담을 마치고 치료를 결정하고 발치와 임플란트 치료를 진행하였다.

그 환자는 #26, 27 치아의 bone loss가 심해 root apex까지 bone이 녹고 있어지만, 환자는 지금까지 아팠던 적이 없다며 그 심각성에 대해서 전혀 이해하지 못하고 있었다. 파노라마 사진과 CT 사진을 보여드리며 지금 현재 상황과 그렇게 된 이유와 앞으로 해야 할 치료에 대해서 그렇게 한참을 설명했건만 나의 설명을 듣고 실장과 상담을 진행하러 상담실로 들어간 환자가 실장에게 건넨 첫마디는 “지금까지 아팠던 적이 없었는데?”이었다. 그런 상황에서 능력이 만렙인 우리 실장은 상담을 성공적으로 이끌었다. 과연 어떻게 상담 동의를 얻은 것일까?

실장이 상담하면서 환자와 나눴다는 대화를 들으면서 천천히 나의 문제점에 대해서 돌아보았다. 평생 치과를 처음 와 본 환자에게 아무리 파노라마와 CT를 보여주며 “잇몸에 염증이 심해서 뼈가 녹았어요.”라고 설명을 한들 제대로 이해할 수 있을까? 환자는 ‘뼈가 어떻게 녹아? 왜 녹아?’라며 의아해할 것이다.

“뼈가 그렇게 녹았다는데 지금까지 아픈 적이 한 번도 없었는데요?”라고 물어보는 환자에게 “만성 염증의 경우 천천히 진행되면 큰 통증을 못 느끼면서 문제가 커지기도 해요.”라고 설명을 한다면 환자는 ‘뼈가 녹을 정도로 심각한 염증인데 통증이 없을 수 있다니 무슨 소리야.’라고 생각할 수밖에 없다.

나는 내가 생각할 수 있는 가장 이해하기 쉬운 설명을 했지만, 환자는 마치 외국어를 듣는 느낌으로 멍하니 듣고 있었다. 꽤 긴 시간을 들여서 환자에게 최대한 친절하고 자세한 설명을 했지만, 환자는 나에게서 얻은 정보는 하나도 없고 치료의 필요성도 인지하지 못했다. 그저 치료에 들어가는 목돈이 신경 쓰일 뿐이었을 것이다. 그런 상태에서 실장이 아닌 다른 직원이 상담을 진행했다면 어쩌면 그 환자는 치료를 진행하지 않고 생각해 보겠다며 돌아갔을지도 모른다.

모든 원장들이 자신만의 진료 철학을 가지고 진단을 내리고 환자에게 필요한 치료에 대해서 설명한다. 그러고 나서 부가적인 설명과 치료 동의 부분은 어시스트나 실장에게 연계해서 상담을 진행한다. 여기서 실장의 역할이 중요하다. 상담자의 능력이 만렙이라 원장이 조금 놓친 부분이 있다고 해도 다 커버할 수 있다면 좋지만 쉽지 않다. 능력 있는 실장을 만난다는 것은 감사한 일이다. 못 만난다 해도 괜찮다. 상담 동의율을 높이는 시스템을 구축하면 된다.

시스템에서 가장 먼저 구축해야 할 것은 '원장의 진단과 설명'이다. 어떻게 진단을 내리고 설명하느냐에 따라 환자의 신뢰도가 달라지고, 동의율에도 영향을 준다.

가슴에 손을 얹고 생각해 보자. 진단할 때 환자가 과잉 진료라고 생각하지는 않을지 고민해 본 적이 있지 않나? 나는 있나. 발치 이외에는 해결 가능한 방법이 없지만 발치 시기를 선택할 수 있을 때, 불편감이 생기면 발치하자고 진단 내린 적이 많다. 사실 발치 시기를 미루면 추후 임플란트 등의 치료가 더 어려워짐을 알고 있음에도 말이다. 또는 margin이 맞지 않는 crown 교체를 권유하는데 머뭇거리는 경우도 많다. 나중에 더 큰 문제가 생길 것을 알고 있음에도 당장 불편감이 없으니, 교체를 권유하면 과잉 진료로 비칠까 걱정하면서 말이다.

최선의 치료 방법이 있는데 환자의 사정상 부분적인 치료만을 제시한 적도 많다. 전반적인 치주염으로 인접한 다수의 치아를 발치해야 하는 상황임에도 환자가 가장 불편감을 느끼고 있는 한 개의 치아만 발치하고 임플란트를 한 적도 많다. 그런 경우에는 결국 주변 치아의 치주염에 의해 임플란트까지 발치하게 되는 경우가 종종 생긴다.

진단을 내릴 때는 가장 먼저 생각해야 하는 것은 환자의 상황이 아니다. 진정 무엇이 환자를 위하는 것인가를 생각해야 한다. 당장의 상황을 모면하는 진단, 돈을 더 벌기 위한 진단, 환자의 사정을 고려한 진단이 아니라 장기적인 관점에서 환자를 위하는 진단을 내려야 한다.

물론 최선의 진단이 정말 최선인 것은 아니다. 데스크에서 접수하고 의사가 첫 대면을 하기까지 얻어지는 정보는 제한적인 경우가 많다. 환자가 단지 의료 쇼핑 중인지, CC만 해결하고 싶은 것인지, 전체적인 상담을 원하는 것인지 이런 단편적인 정보만이 체크 가능할 뿐이다. 실제로 환자의 경제력은 어떻게 되며, 최선의 치료계획을 세웠을 때 환자가 비용을 감당 가능한지 파악도 안 된 상태에서 최선의 치료계획만을 세우는 것은 환자를 쫓아내는 것과 다를 바 없다.

불편한 부위와 문제가 있는 부위를 모두 치료했을 때, 임플란트로 치료를 하게 되었을 때, 덴쳐를 하게 되었을 때, 각각의 옵션에 따라 비용을 설명하고 환자가 치료계획을 선택하게 하는 것이 좋다. 여기서 중요한 것은 환자가 치료계획을 선택하게 하는 것이 환자와 타협하는 것이 되면 안 된다는 것이다. 상담은 설명이 아니라 설득이라는 점을 명심해야 한다. 환자와의 타협에 의해 치료 방법을 결정했을 때 진료가 산으로 가는 경우를 종종 본다는 사실을 상기하자.

진단이 내려졌다면 설명할 때 모호한 설명을 피하고 환자의 눈높이에 맞춰서 설명해야 한다. 치과의사에게 너무 당연하지만, 환자는 생전 처음 들어보는 말이다. 그걸 이해해야 한다. 뼈가 녹아서 이를 빼야 한다고 한참 설명했더니 "아프지 않게 치료만 해주세요."라고 답하는 환자도 많다. 발치하고 임플란트를 할 것인지, 덴쳐를 할 것인지, 혹은 발치하지 않고 치주 치료하면서 좀 더 지켜봐야 할 것인지 이 또한 치료의 한 옵션인데 인식하지 못하는 것이다. 그럴 때는 "건물 기둥 옆 흙을 다 파내서 기둥이 땅에 박혀 있지 못하고 노출되어 있다면 건물을 지탱할 수 있을까요? 지금 치아의 상태가 그렇네요."라고 비유를 들어 설명을 해보자. 환자는 훨씬 더 직관적으로 환자는 현 상태에 대해서 인지할 수 있을 것이다.

원장의 기초적인 설명이 끝나면 본격적으로 상담을 진행하게 된다. 간단히 치아 한두 개의 치료는 체어사이드 상담을 통해서 바로 진료에 들어갈 수 있어야 한다. 간단한 비용 상담은 원장이 직접 진행해도 상관없지만, 비용이나 치료 방법에 대해서 환자의 질문이 이어지는 경우는 진료실 스텝이 체어사이드 상담을 진행할 수 있도록 교육이 필요하다.

토털 진료의 경우 상담실을 이용하는 것이 훨씬 효과적이다. 상담실은 독립적인 공간으로, 의사의 전문성을 보여줄 수 있는 각종 자격증이나 수료증으로 인테리어 되어있어 신뢰를 줄 수 있다. 미리 예시로 보여줄 수 있는 각종 자료를 비치해 놓으면 효율적인 상담이 가능하다.

상담실에서 환자는 사적인 내용을 주변 다른 사람이 듣지 않고 오직 상담자만이 듣는 데서 오는 편안함을 느끼게 된다. 자연스럽게 자신의 경제적 내용, 사적 이야기들을 서슴없이 털어놓게 된다. 이때, 폐쇄형 질문과 개방형 질문을 적절히 구사해서 환자가 자신의 상태에 대해서 인지하고 치료의 필요성을 느낄 수 있도록 유도해야 한다.

상담은 단순히 치료 계획을 세우고 진료비용에 대한 설명이 아니다. 환자가 자신의 문제점을 인지하고 치료의 필요성을 느낄 수 있도록 의식을 바꿔주는 일이자, 진료 옵션과 진료비용 수납에 대해서 플랜을 세워 가장 좋은 방법을 선택할 수 있도록 도와주는 일이다. 진료가 어떻게 진행되고 그 기간은 얼마나 걸리고, 비용은 언제 얼마만큼 수납이 되어야 하는지 정확한 계획이 세워지면 환자는 그 치과에 대한 믿음이 커지고 전문적이라는 인상을 받게 된다. 그리고 상담 동의율도 올라갈 것이다.

성공적인 상담의 시작은 원장의 적절한 진단과 설명이라는 점을 언제나 인지하자. 그것이 상담 동의율를 높이는 시스템의 전부다.

3장.
환자 관리만 잘해도 매출은 상승한다

1. 우리 치과 환자군 분석이 먼저다

처음 개원을 하면, 구환이 쌓이기 전까지는 매일 원장실에 앉아서 텅 빈 예약 장부를 보며 하염없이 환자를 기다린다. '로드 마케팅을 해봐야 하나? 온라인 마케팅이 필요할까?' 어떻게든 신환을 만들기 위해서 이런저런 생각을 해본다.

마케팅에 정답은 없다. 지역별로, 내원하는 환자군마다, 치과의 컨셉과 방향성에 따라 마케팅 채널도 달라진다. 오프라인 마케팅이 먹히는 곳이 있고, 플레이스 광고만으로도 되는 데가 있고, 온라인 대형 키워드에 돈을 쏟아부어도 힘든 곳이 있다. 마케팅하면 좋을 것 같긴 한데 이미 개원을 하면서 큰돈을 쓴 상태에서 또다시 목돈을 쓰는 것도 부담스럽다. '꼭 마케팅 업체에 맡겨야 하나? 내가 혼자서는 할 수 없나? 그런데 어떻게 해야 하지?' 개원이 처음이니 경영 또한 어렵다.

그럴 때는 무작정 마케팅 업체에 맡기지 말고, 처음 개원할 때 입지 분석을 했던 내용들을 토대로 가상의 타깃 환자를 설정하고 그에 맞는 홍보 방법을 고민해 보자.

나는 치과 주변에 시장이 있어서 시장을 가는 근처 주민들을 대상으로 마케팅해야겠다고 생각했다. 치과 앞과 근처 지하철역 주변, 시장 근처에서 로드마케팅을 진행하였다. 동시에 배후 다세대 주택들이 밀집한 동네에서 우리 치과 쪽으로 나오는 마을버스 내에 광고를 진행했다. 분명 효과가 있을 것으로 생각했다.

얼마 지나지 않아 환자는 시나브로 늘어갔지만 내가 했던 홍보 때문에 늘어난 것이 아니라는 것을 확인하는 건 어렵지 않았다. 신환 설문지에 '내원경로' 항목이 있는데 분석해 보니 '근처에 다니는 치과가 있는데 원장이 1년 동안 3번이나 바뀌어서 신뢰가 안 가서 와 봤어요.'가 많았다. 정성껏 돈을 들여 진행했던 마케팅 때문이 아니라 근처 치과에서 떨어져 나온 환자들이 건너편에 있는 우리 치과로 유입되었던 것이다.

알고 보니, 동네 주민들이 시장을 가는 데 이용하는 샛길이 있어서 우리 치과 앞을 지나는 일은 없었고, 마을버스를 타고 나오는 사람들도 우리 치과 앞은 그저 지나가는 정류장에 불과했다. 당연히 홍보 효과가 없을 수밖에 없었다.

개원 2개월째 마케팅 전략을 수정했다. 소개 환자를 늘리는 데 주력하기 위해서 근처 자영업자들을 타깃으로 갑 티슈를 제작하여 나눠줬고, 기념품으로 수건과 찜질팩을 제작하여 우리 치과를 내원한 환자들로 하여금 자신이 다니는 경로당과 문화센터에 배포할 수 있도록 부탁드렸다.

결과는 성공적이었다. 근처 가게와 부동산 등에서 소개해 줘서 내원하는 환자가 생기고, 같은 경로당, 문화센터에 다니는 환자 소개로 왔다는 환자가 늘어났다. 처음에도 말했지만 내 치과의 위치는 월 신환이 100명씩 되는 A급 입지가 아니다. 이런 식의 소개 환자 증가는 적은 신환으로 매출을 늘리는 데 효과적이었다.

이런 마케팅 전략을 세우고 실행하는 것이 가능했던 것은 꼼꼼한 신환챠트 작성에 그 비결이 있다. 내원 환자를 정확히 분석하는 것은 치과를 경영하는데 가장 기본이 되는 'Raw Data'를 얻는 것이다. 우리 치과를 어떻게 알게 되었고, 어디에 살고 있으며, 우리 치과까지 어떤 수단을 이용하여 내원하였고, CC는 무엇이고, 나이와 성별은 어떻게 되는지를 초진 차트에 꼼꼼하게 기록해야 한다. 수치화하지 않으면 명확한 전략을 세울 수 없다. 데이터는 치과 운영 전략을 위해 꼭 필요하다.

부동산 경기 상승과 맞물려 치과 근처에 낡은 건물을 헐고 공사를 진행하던 오피스텔들이 우후죽순 생겨났다. 완공 시기에 맞춰서 전단지 홍보를 했다. 오피스텔에 입주할 주민을 젊은 층이라 판단하였고, 우리 치과의 주 내원 연령층인 60대 이상에서 젊은 층으로 연령층을 확장하고 싶었다. 나이가 많은 환자들은 주로 아침에

움직이는 경우가 많아서 오전 진료로 소화하는 환자가 하루 환자의 절반 이상이다. 오히려 진료 시간은 오후가 더 긴데 말이다. 젊은 환자들은 주로 오후 시간대 진료를 선호한다. 별다른 이벤트를 한 것은 아니지만 전단지의 효과는 괜찮았다. 점점 젊은 환자들이 오후 시간을 채워주고 있다.

요즘에는 젊은 환자들에게 우리 치과를 노출하기 위해서 네이버 플레이스 등록도 다시 하고 온라인에서 우리 치과 검색이 잘될 수 있도록 검색도 신경 쓰고 있다. 또한 지금까지의 주된 환자층인 고령층을 붙잡기 위해서 종종 소개를 많이 해주는 VIP 환자를 대상으로 기념품을 만들고 정성스러운 손 편지와 함께 기념품을 드린다.

치과를 둘러싼 주변 환경은 계속해서 바뀐다. 주변 주택들의 재개발로 거주 연령층이 바뀌기도 하고, 새로운 치과가 생겼다가 사라지기도 한다. 변화하는 주변 환경에 적절하게 대응하기 위해서는 현재 우리 치과에 내원하고 있는 환자군을 분석하고 적절한 홍보 방법을 찾는 것이 중요하다. 무작정 '좋다더라'하는 얘기만 듣고, 우리 치과와 맞지 않는 홍보에 돈 쓰지 말자. 환자군을 정확히 분석하기 위해서는 신환 챠트 작성이 잘 되어야 한다는 사실을 꼭 명심하자.

2. 환자와 라포 형성으로 신뢰를 쌓아라

"별거 없어. Sympathy가 중요해."

정신과 의사인 친구와 대화하다가 "환자들 이야기 들어주고 하려면 참 힘들겠다."라고 하자 그 친구가 했던 말이다. 그러면서 "공감하면서 환자의 이야기를 들어주는 게 정신과 의사가 하는 일의 대부분이야."라고 말을 덧붙였다.

환자에게 공감한다는 건 그만큼 중요한 일이다. 치과는 아프기 때문에 오는 곳이다. 사람은 아프면 예민해지고 자신의 아픔에 대해서 공감받길 원한다. 그렇기 때문에 "많이 힘드셨겠어요."라는 말 한마디에 많은 위로를 받게 되는 것이다. "그동안 많이 힘드셨겠어요. 한 번에 바로 좋아지지는 않을 수 있지만 몇 번 치료받으시면 괜찮아지실 거예요."라는 의사의 말에 이 지긋지긋한 통증이 곧 없어질 거라는 희망이 생기고 그 통증이 완전히 사라지는 날 그 병원에 대한 신뢰가 생기게 된다.

물론 어느 치과에 들어가든 똑같은 결과를 얻었겠지만, 기계적으로 "이런, 이런 문제 때문에 통증이 생겼네요. A 치료를 받아야겠네요."라고 응대를 하는 치과와 나의 아픔에 적극 공감하고 그 아픔을 치료해 주고자 하는 느낌을 받게 하는 치과 중 어디가 신뢰를 줄 수 있을까? 환자는 단순히 치료를 잘하는 곳이 아닌, '내 아픔을 공감해 줄 수 있는 곳'을 찾는다.

첫 개원 때 구강검진을 온 환자에게 아무 생각 없이 "양치가 잘 안되시네요. 여기랑 여기는 음식물 찌꺼기도 껴있고, 양치에 더 신경 쓰셔야겠어요."라고 언급하면서 TBI를 시행했던 적이 있었다. 그 환자는 치과 리뷰에 [원장이 예의가 없다. 음식물 찌꺼기가 많이 껴있다고 면박을 줬다.]하는 평을 남겼다. 그 리뷰를 보면서 나는 '치과에서 그런 걸 지적하지 어디서 지적하겠어! 네 남자 친구가 지적하겠어!'라면서 기분 나빠했었다.

다시 돌이켜 생각해 보면 그 환자는 젊은 여자 환자였고, 젊은 남자 치과 원장이 양치가 잘 안되어 있다는 표현을 적나라하게 했을 때 느꼈을 감정이 이해된다.

지금은 환자가 치아가 정말 엉망일지라도 칭찬할 점을 찾아서 이야기한다. "이 정도면 관리를 정말 열심히 하고 계시네요. 치과 문제는 조금씩 누적되면서 생기는 거라서 예전에 관리가 안 되셨을 때 문제가 지금 나타나고 있는 거예요."라든지 "이 정도 관리상태면 80점은 줄 수 있겠네요. 다만 오른쪽 위 치아들이 문제가 조금 있네요. 그 부분은 누구나 관리하기가 힘들어요." 이런 식의 긍정적 평가와 함께 잘못된 점을 지적하면 환자도 스스로 관리를 하려고 더욱 노력하는 모습을 볼 수 있게 된다.

단순히 환자의 말에 공감하고 이야기를 잘 들어주는 것만으로 완벽한 라포 형성이 되기는 어렵다. 치과의사로서 전문성에 대한 신뢰를 줘야 비로소 환자는 치과의사인 나를 믿고 충성 환자가 되는 것이다. 물론 나도 인레이를 계획으로 치료에 들어갔다가 엔도 후 크라운을 하는 경우도 있고, 엔도 후 리젼(lesion)으로 발치를 하기도 하고, 임플란트 수술 후 페일(fail)이 생기기도 한다. 엔도 후 플레업(flare up)으로 인해 환자가 극심한 통증을 겪는 일도 종종 있다. 아파서 치료를 시작했는데 통증이 더 심해지면 의사에 대한 신뢰는 당연히 떨어질 수밖에 없다. 그러나 진료의 실패나 부작용은 치과의사라면 누구나 겪을 수밖에 없는 일이다.

모든 진료가 계획대로 완전무결하게 진행될 수는 없는 일이다. 계획대로 진행되지 않는 진료에 대해서 환자에게 원인과 해결법에 대해서 이해시키고 책임을 지는 자세가 중요하다. 치료가 잘 못 진행되고 있다고 느끼는 환자의 불안감이나 불편감에 대해서 경청하고 어떤 이유로 문제가 생기고 있고, 어떻게 해결 가능한지, 얼마만큼의 시간을 견디면 괜찮아질 것인지 구체적으로 설명해주어야 한다. 그러면 환자는 다시 한번 의사를 믿고 치료를 진행할 수 있다. 그리고 문제가 해결되었을 때 의사에 대한 신뢰는 완전히 회복될 것이다.

나는 엔도처럼 한 번에 치료가 끝나지 않고 여러 번 나눠서 치료를 진행해야 되는 경우에는 매 치료가 끝난 후 오늘 어떤 단계를 진행했고, 앞으로 어떤 단계를 진행할 것인지에 대해서 꼭 설명한다. 치과에 내원해서 그날 무슨 치료를 진행했는지 환자가 아는 것은 환자의 당연한 권리일 뿐만 아니라, 그날의 수납을 위해서도 꼭 필요하다. 그날 치료를 어떤 목적으로 진행했고, 어떤 문제가 있었는지는 의사만이 알 수 있는 부분이기에 설명이 필요하다.

1분도 걸리지 않을 너무 당연한 일을 환자가 많아 시간이 없고 바쁘다는 핑계로 하지 않거나, 스텝에게 미루고 다음 환자를 보러 바로 이동하는 의사가 많다. 물론 스텝이 대신 설명해 주는 것도 좋다. 하지만 의사가 직접 하나씩 설명해 주는 것은 또 다른 신뢰를 준다. 의사에게서 진료에 대한 설명을 듣는 환자는 자세한 설명을 해주는 친절한 치과라는 느낌을 받을 수 있고, 자신을 믿고 맡길 수 있는 의사라는 신뢰감을 느낄 수 있다.

차별화, 차별화 말만 하지 말고, 이런 당연한 것에서부터 차별화해 보자. 충성 환자를 만드는 라포 형성은 결국 환자의 입장에서 생각하고 행동하면 되는 것이다. 환자의 입장에서 환자의 불편을 들어 주고 공감해 주고, 환자의 진료에 대해서 진료가 끝날 때까지 책임지는 자세를 보인다면 자연스럽게 서로 간의 신뢰가 쌓일 것이다.

3. 막무가내식 요구, 무조건 친절하면 될까?

치과가 환자에게 제공하는 것이 '의료'에서 의료 '서비스'가 된 지는 오래됐다. 의료기관이지만 의료 그 자체보다 서비스가 강조되기도 한다. 거의 모든 치과들이 어떻게 하면 환자가 우리 치과가 친절하다고 느낄지에 대해서 고민하고 직원들을 대상으로 CS 교육을 하는 등 '친절한' 치과가 되기 위해서 노력한다.

한때 유행했던 '고객이 왕이다'라는 슬로건처럼 '환자가 왕'인 것일까?

세상에는 다양한 사람들이 많다. 처음부터 끝까지 예의 바르게 행동하는 환자가 있는가 하면, 반말을 써가면서 막 대하는 환자도 있다. 때론 의사인 나에게는 예의 바르게 행동하면서 자기보다 아래라는 생각이 들면 직원들에게는 반말하면서 말도 안 되는 요구를 하는 환자도 있다. 이런 모든 종류의 환자들에게 '환자가 왕이다'라는 마인드로 친절하게 한답시고 굽신거리는 것은 잘못된 것이다. 친절하게 하되 단호해야 한다. 단호함과 친절함이 서로 반대되는 말이 아니다.

개원 초기에는 주변 치과에서 거부당한 소위 말하는 '진상' 환자들의 내원 비율이 매우 높다. 여기저기 떠돌다가 새로 오픈했다고 하니 오는 것이다. 나와 우리 직원들 모두 처음엔 저 자세로 그런 환자들의 요구를 들어주기에 바빴다. 그러다 별것도 아닌 일에 혼자 열을 받았는지 욕을 하는 환자가 있었다. 욕을 하시면 안 된다고 이야기했지만, 환자는 혼잣말이었다고 둘러댔다. 그 순간 나도 같이 욕을 하면서 "저도 혼잣말이었어요."라고 말했다. 더 이상 진상 환자에게 끌려다니지 않아야겠다는 생각에 내 나름대로의 단호함을 보인 것이다.

환자가 한 행동을 그대로 돌려주면서 환자를 끊어내는 것이 단호함일까? 아니다! 그때는 단호함의 의미를 잘못 생각하고 있었다. 나도 같이 욕을 할 것이 아니라 "아무리 혼잣말이라도 욕을 하시면 안 됩니다. 서로 신뢰가 없는 상태로 치료를 진행할 수는 없습니다."라고 감정을 배제하고 단호하면서 친절하게 이야기하고 "욕을 한 것에 대해서는 사과해 주십시오."라고 요구했어야 했다. 환자의 진심 어린 사과가 있다면 내 환자로서 계속 응대하겠지만 환자가 사과하지 않는다면 "더 이상 진료는 불가합니다. 치과에서 나가주세요!"라고 응대를 하고 내보내야 한다.

나에게 '박사님', '교수님'이라고 극존칭 하며 고분고분하게 말하면서 직원들에게는 대기실에서 반말로 "커피 좀 타 와봐."라고 하든지 "아가씨"라고 막말을 하던 환자가 있었다. 나는 '박사'도 '교수'도 아닌데 말이다. 이미 우리 치과에서 임플란트를 4개나 했던 환자였지만 더 이상 우리 치과에 내원하지 못한다. "저희 직원들은 모두 전문적인 치과 지식을 갖추고 면허를 획득한 치과위생사들입니다. 존중해 주세요."라고 요구했지만 "직원들은 선생님이 아니잖아."라고 이야기하면서 별다른 변화 없이 계속해서 직원들을 막 대했기 때문이다.

의사에게는 아무 말 못 하다가 꼭 직원들에게 막말하는 환자들이 있다. 이들은 직원이 자신보다 아래라고 생각한다. 의사는 치아를 치료해 줄 사람이고, 직원은 그저 도우미 정도로만 생각하는 것이다. 한참 잘못된 생각이다. 물론 직원은 오너가 아니다. 하지만 그 직원은 내가 고용한 것이지 환자가 고용한 것이 아니다.

직원들은 환자들의 구강위생을 돌보는 선생님이다. 환자들이 나의 직원들을 자신의 구강위생을 돌봐 줄 전문적인 지식을 가진 선생님이라는 인식을 할 수 있도록 해야 한다. 직원에게 잘못한 환자에게 사과를 요구할 때도 "잘못을 하신 우리 직원에게 사과해 주세요!"라는 표현보다는 "잘못을 하신 우리 선생님께 사과해 주세요!"라는 표현을 사용해서 우리 직원이 면허를 가진 전문적인 선생님으로 인식될 수 있도록 해야 된다.

문제가 있는 환자를 내 환자로 끌고 가면 1명의 내 환자가 생길 수 있겠지만, 그 환자와의 트러블로 인해서 내 환자 3~4명이 떨어져 나갈 수 있다는 사실을 알아야 한다. 그렇다고 문제를 일으킨 환자들을 언제나 끊어내라는 이야기는 아니다.

정상적인 범주에 들어가는 환자들의 경우에도 순간 욱하는 성질에 잘못된 행동을 하기도 한다. 이런 경우 단호한 안내에 보통은 자신의 잘못을 깨닫는다. "아버님께서 그렇게 말씀하시는 것은 불편해요.", "이런 문제로 화가 나신 것은 알겠지만, 그렇게 화를 내신다고 문제가 해결되지 않는다는 거 아시잖아요. 저희가 이렇게 해서 문제를 해결해 보려고 해요. 조금만 믿고 따라와 주시면 감사하겠어요."라고 단호하면서도 친절하게 응대를 한다면 보통은 자신의 감정을 누그러뜨리고 정상적인 매니지가 가능하게 바뀐다.

막무가내식 요구를 하는 비상식적인 행동을 하는 환자에게는 감정을 배제하고 단호하게! 그리고 친절하게! 응대해야 한다는 사실을 반드시 명심하자. 그런 환자 한 명이 우리 치과에 대해서 안 좋은 소문을 내고 다닌다고 해서 타격을 입을 일은 절대 없다.

4. "파노라마는 안 찍을게요." 진상을 충성 환자로 만드는 법

"제가 돈이 없어서. 보험 되는 진료만 할게요."

혹시 이런 환자가 왔을 때 어떤 생각이 드는가? 비용 문제로 우선 통증 해결만 해달라고 하거나 급여 치료만 하겠다고 하는 의료급여 1종 환자에게 선입견을 가지진 않았는가? 까탈스럽다는 이유로 젊은 여자 환자에 대한 안 좋은 인식을 가지거나, 말도 안 되는 이상한 요구가 많다는 이유로 개량한복을 입고 치과에 오시는 환자에게 선입견을 가진 적은 없는가?

이외에도 개원하고 있는 원장이라면 그동안 치과를 운영하다 생긴 경험에 의해 특정 유형의 환자들에 대한 선입견이 있을 수 있다.

나도 마찬가지이다. 우리 치과에 내원하는 신환들 중에 "파노라마는 안 찍을게요."라고 말하는 환자는 소위 말하는 '진상'일 가능성이 높다. 그래서 신환 차트 CC에 '파노라마 거부, 아픈 부위만 보기 원함.'이라고 적힌 환자를 대할 때는 자연스레 선입견을 품게 된다. '필요하니까 파노라마 찍어서 보는 거지, 다른 데 문제 있는데 안 보고 넘어갔다가 나중에 무슨 일을 당하라고'라는 생각이 들면서 기분이 나빠진다. '그러지 말아야지'라고 스스로 다짐해 봐도 나도 모르게 그런 환자는 반드시 필요한 치료일지라도 권하지 않는 경우가 많다.

지금도 우리 병원은 전자 차트에 '진상'을 분류해서 직원들만 알 수 있도록 하는 코드가 있다. 까탈스러운 환자, 여러 번 같은 설명을 반복해도 알아듣지 못하고 자신의 요구만 하는 환자, 강압적인 환자 등 '진상'으로 분류된 환자들은 많다. 그러나 그런 환자들도 우리 치과의 요구에 잘 따르고 진료를 정기적으로 잘 받고 있다. 평범한 다른 환자들과 별반 다를 것이 없다.

소위 말하는 '진상' 환자들이라고 해서 정말 이상한 환자는 아니다. 선입견을 가지고 바라보는 내가 그런 환자를 '진상'으로 만들고 있는 것일 수 있다. 파노라마를 찍지 않겠다며 스스로 진단을 제한하는 환자의 경우 대부분 치과에 대한 신뢰가 없어서 그러는 경우가 많다. 그저 선입견에 사로잡혀 "별문제 없네요."라고 응대하고 자리에서 일어나는 것보다 "육안으로 봤을 때는 크게 문제는 없지만 눈에 안 보이는 부위에 문제가 생기고 있을 수 있어요. 보통 엑스레이는 2년에 한 번은 촬영해서 보시는 것을 추천해 드려요. 지금 딱히 불편감이 없으시면 내년에 검진받으실 때는 파노라마를 찍어서 눈에 안 보이는 부위까지 확인해 보시기를 바래요."라고 설명하면서 지금 현재 환자의 CC를 충족시켜 주면, 그 환자는 내년에 반드시 다시 치과를 찾아온다. 그리고 파노라마를 찍고 전체적인 검진에 기꺼이 동의한다.

아픈 부위만 보고 싶다는 환자도 마찬가지이다. "아픈 것은 이런 문제 때문이네요. 그것은 이렇게 하면 해결될 거예요. 그런데 전체적으로 살펴보니 다른 부위에 문제가 조금 있을 것으로 보이는데 조금 더 자세히 살펴봐도 될까요?"라고 설명하면 거부하는 환자는 많지 않다.

자기 잇몸이 내려앉고 치아가 흔들리는 이유가 엑스레이 때문이라고, 믿는 환자가 있다. 예전 치과에서 엑스레이를 여러 번 찍고 나서부터 그렇다는 것이다. 아무리 상관관계가 없음을 설명하지만, 환자는 자신만의 신념에 사로잡혀서 절대 엑스레이를 찍으려고 하지 않는다. 4년 동안 12개의 임플란트를 했지만, 도저히 파노라마 사진이 없이는 가늠이 안 될 때를 제외하고는 환자에게 파노라마나

CT를 찍어야 된다고 말하지 않는다. 꼭 찍어야 될 때는 "엑스레이 때문에 잇몸이 다 망가졌다고 생각하시는 것은 충분히 그렇게 생각하실 수 있다고 생각해요. 그런데 이번은 정말 파노라마로 눈에 안 보이는 부분에 대한 정확한 진단이 필요해요. 한 번만 부탁드릴게요."라고 환자를 설득한다. 그 환자는 진료를 잘 마치고, 이후 여러 명의 환자를 소개해 준 우리 치과의 VIP가 됐다.

강압적인 어투와 요구로 인해 '특 진상'으로 분류된 환자는 일관적인 응대로 인해 우리 치과에 대한 신뢰를 하게 되었다. 처음 내원했을 때 한 뭉치의 서류를 데스크에 건네주며 자신이 들어있는 사보험 약관 확인해서 자신에게 적용할 수 있는 치료를 하고 싶다고 요구했던 환자이다. 치주염이 심했던 #15, 37, 47 치아는 발치 후 임플란트를 하고 다른 충치들은 크라운을 진행하였다. 교합력이 상상을 초월하여 벌써 지르코니아 크라운 파절만 여러 번이다. 구치부 임플란트는 교합을 맞춰서 세팅하면 어느 순간 교합이 낮아져서 턱관절 통증을 호소한다. 여러 번 리메이크하고 있고, 지금도 진행 중인 일이다.

이 정도면 환자가 짜증 날 만도, 치과에 신뢰를 잃을 만도 할 텐데 신기하게도 그렇지 않다. 처음부터 일관되게 단호하고 친절한 응대를 해온 덕분에 환자는 자신의 요구가 어디까지 받아들여지고, 치과에서 자신을 위해서 무엇을 하고 있는지 알고 있다. 어느 치과를 가도 자신의 치아 상태상 자주 문제가 생길 수밖에 없다는 사실을 잘 알고 있기에 오히려 자세히 설명해 주고, 하나하나 봐주는 우리 치과를 신뢰하는 것이다. 그렇게 치과에 한 번 생긴 신뢰는 치료가 종결되지 않는 지지부진한 상황인데도 변함이 없다. 올 때마다 "다른 사람은 왜 그렇게 치과를 자주 가냐고 뭐라 그래요."라고 나에게 말하면서 웃고 만다.

내가 환자에게 선입견 가지면 결국 손해를 보는 것은 환자가 아니라 나 자신이라는 사실을 깨달아야 한다. 설사 '진상'이라고 해서 환자의 '치료받을 권리'가 사라지는 것도, 의사의 '치료 의무'도 사라지는 것은 아니다. 환자가 왜 그렇게 행동하는지 생각하고 적절한 대응을 하면 '진상'도 충분히 VIP가 될 수 있다.

5. "소개 좀 많이 해주세요." 소개를 늘리고 싶다면 직접 부탁하라

개원의라면 누구나 소개 환자의 중요성을 알고 소개 환자를 만들고 싶어 한다. '나의 진료에 만족하면 주변에 소개를 해주려나?' 또는 '우리 치과의 응대에 만족하면 주변에 우리 치과를 추천해 주려나?' 이런 생각을 하면서 묵묵히 진료에 최선을 다하고 최대한 친절하게 환자를 응대한다.

이렇게 최선을 다하는 원장을 생각해서라도 환자들이 주변에 우리 치과를 많이 소개해 주면 좋으련만 실상은 그렇지 않다.

이전 치과에서는 충성 환자가 꽤 많았다. 대전으로 이사를 갔는데도 우리 치과에서 치료를 받겠다고 KTX를 타고 서울에 올 정도로 충성인 환자도 있었다. 물론 지금도 지하철로 한 시간 거리에 있는데도 마다하지 않고 여기까지 와서 치료를 받는 충성 환자도 있다. 그러나 그런 충성 환자들이 소개해서 온 환자는 거의 없었다. 심지어 "이 치과만 오면 기분이 좋아져요."라며 칭찬을 쏟아내며 온 가족을 데려와서 치료했던 환자조차도 딱히 주변에 우리 치과를 소개해 주는 일은 없었다. 우리 치과에 오는 데 걸리는 시간도 아깝지 않고, 오면 기분이 좋아진다고 할 정도로 신뢰를 보내는데 왜 주변에 소개를 해주지 않았던 것일까? 사신만 가지고 싶은 보물이란 생각이라도 한 것일까?

보통의 사람들은 이미 동네에 다니던 치과 하나는 있기 마련이다. 이미 다니는 치과가 있으니 굳이 소개할 필요성을 느끼지 못하는 것이다. 게다가 사람들은 무의식중에 '괜히 내가 치과를 소개해 줘서 가봤더니 별로라는 말을 들으면 어떡하지?'라는 생각을 하게 된다. 결과에 대한 책임을 지고 싶지 않기 때문에 굳이 주변에 치과를 소개하는 것을 망설이게 된다. 그래서 치료 결과와 상관없이 나에게 비난을 쏟아내지 않을 가족들만 데리고 오는 것이다.

소개 환자는 절대 그냥 만들어지지 않는다. 〈잘하는 진료〉, 〈친절한 응대〉, 〈치과에 대한 만족감〉 같은 조건들은 소개 환자를 만들기 위한 필요조건일 뿐이다. 소개 환자를 만들어 낼 수 있는 트리거 포인트는 바로 '직접적인 부탁'이다. 혹시 무언가 엄청난 비밀이 숨겨진 줄 알았다면 실망했을지도 모르겠다. 하지만 진짜 그게 전부다. 우리 치과의 필요조건에 만족한 환자들에게 소개를 부탁할 때 비로소 환자는 뭔가 숙제를 받은 사람처럼 주변에 소개를 시작하게 된다.

나는 진료실에서 환자와 사적인 대화를 나누는 것을 별로 좋아하지 않는다. 환자가 먼저 사적인 대화를 시작한다면 경청을 하기는 하지만 내가 먼저 사적인 대화를 거는 일은 드물다. 대화를 어떻게 시작하고 어느 시점에서 끊어내야 할지 난감하고 미숙하기 때문이다. 그런 내가 생뚱맞게 진료실에서 환자에게 "주변에 소개 좀 많이 해주세요"라는 넉살을 부린다는 것은 상상도 못 할 일이다. 그래서 소개를 부탁하는 역할은 실장이 오롯이 맡았다.

진료가 끝나고 환자는 데스크에서 실장과 많은 이야기를 나누게 된다. 오늘 진료에 불편한 건 없었는지, 예약은 언제로 잡을 것인지는 물론이고, 사적인 이야기도 나누게 된다. 그때 우리 병원에 만족해하는 환자에게 직접적으로 소개를 부탁해야 한다. "그동안 치료받느라 고생하셨어요. 우리 원장님이 꼼꼼하고 진료를 참 잘해요. 환자분 치료받고 불편한 점은 없었는지 몇 번을 물어보시더라니까요. 주변에 소개 좀 많이 해주세요."라는 식의 구체적인 멘트와 함께 소개를 부탁했을 때 환자는 비로소 주변에 치과를 가겠다는 사람이 있으면 손을 잡고 데리고 온다.

우리 치과를 주변에 소개해 준 환자에 대한 감사의 인사도 잊지 말아야 한다. "○○○님. 이렇게 주변에 소개해 주셔서 너무 감사해요. 저희가 최선을 다해서 치료하도록 할게요."라는 인사와 함께 진심으로 감사하는 마음을 적극적으로 표현해야 한다. 또한 소개로 온 환자에게도 "○○○님 소개로 오셨다고요? 저희를 믿고 찾아주셔서 너무 감사해요. 저희를 믿으신 만큼 저희가 최선을 다해서 도와드릴게요. 감사해요."라고 감사의 인사를 드려야 한다.

말뿐만이 아니라 치과 기념품 같은 선물을 같이 곁들이는 것도 좋다. 우리 치과는 오스템 재료 패키지를 이용해서 여행용 칫솔 세트를 구매해 소개 환자를 보내 준 환자에게 감사 인사를 드리며 같이 드린다. 연말이 되면 간단한 기념품을 제작해서 그동안 소개 환자를 많이 보내주신 VIP 환자들에게 손 편지와 함께 감사 인사를 전하기도 한다. 감사 선물은 각 치과의 상황에 맞춰 준비하면 된다. 꼭 고가의 선물이 아니라도 괜찮다. 마음이 담긴 손 편지와 함께 드리면 충분히 감사의 마음이 전달될 수 있다.

주변에 소개를 해준 것에 대한 감사를 드리는 것에 인색해서는 안 된다. 적극적으로 감사함을 표현하면 환자는 기회가 있을 때마다 우리 치과를 주변에 소개하게 된다.

환자를 생각하는 진료, 최상의 진료 질 그리고 정성을 다하는 응대에 최선을 다하자. 그러고 나서 해야 할 것은 주변에 우리 치과 소개를 부탁하는 일이다. 주변에 소개해달라는 부탁을 받은 환자는 어느새 우리 치과의 마케팅팀원이 되어 있을 것이다.

6. 상담일지를 활용한 리콜 관리로 관계의 끈을 놓지 마라

매일 꾸준히 매출이 발생한다면 얼마나 좋을까? 아마도 모든 오너들의 바램일 것이다. 식당 하나를 운영하더라도 음식의 종류에 따라 계절을 타기도 하고, 요일에 따라 매출이 들쑥날쑥한다.

치과도 마찬가지다. 지역별로 환자군이 다르다 보니 그에 따라 들쑥날쑥 한다. 농사짓는 사람들이 많은 곳은 모내기하거나 추수하는 달은 환자가 없고, 겨울에 몰린다. 교정 치과 같은 경우는 방학 때 많이 몰린다.

어떤 경우에는 예측이 가능할 때도 있지만 가끔 예측하지 못하는 경우도 있다. 그럴 때는 많은 치과에서 '이번 달은 명절이 있어서……', '휴가철이잖아.', '장마철이라서 예약 취소가 많네.' 등 그 달의 매출이 떨어지는 것에 대한 핑계를 대며 스스로 위안한다.

그리고 수동적으로 넋 놓고 앉아서 환자만을 기다린다.

환자 수가 떨어지는 이유를 찾는 것이 잘못된 것이 아니다. 이유야 어떻든 환자수가 떨어져서 매출이 감소한다면 어떻게든 떨어지는 매출을 올려야 한다. 매출은 관리하는 것이다.

환자 수를 유지하고 매출을 관리하기 위해서는 한번 우리 치과 문턱을 넘은 환자는 어떻게든 내 환자로 만드는 것이 중요하다. 그 방법은 바로 '리콜'이다.

예약 전날 리콜을 통해 예약 당일 내원이 가능한지, 수납은 얼마나 해야 되는지에 대한 설명을 한다. 장기 미 내원 환자 리콜을 통해 내원을 못 하는 이유가 있는지 알아보고 치료 중단 시 생길 수 있는 문제점에 대한 설명한다든지, 정기 검진의 중요성에 대해서 설명한다. 상담만 받은 환자를 대상으로 리콜해서 문제가 있던 부위의 불편감은 여전한지 물어보고 치료의 필요성에 대해서 다시 한번 설명하고 내원을 유도할 수 있다. 이 모든 것들이 다 '리콜'이다.

첫 개원 때의 일이다. 어떤 달은 환자가 너무 줄어 예약 표가 휑해 보였다. 그래서 차트를 찾아서 상담받은 환자 중에 치료 진행이 되지 않고 있는 환자들한테 리콜을 해보라고 실장에게 업무지시를 했었다.

실장 입장에서는 원장이 '차트를 찾아서 상담했는데 치료 진행이 되지 않고 있는 환자에게 리콜하라'고 지시를 했으니, 차트를 찾아봐야 할 것이다. '언제 치료한 차트부터 찾을까? 한 달 전부터면 충분할까? 6개월 전부터 찾아야 할까?' 실장은 언제 차트부터 찾을지 고민했을 것이다. 실장이 그렇게 리콜 대상자를 찾았다고 하자. 리콜을 해서 어떤 이야기를 했을까? "○○치과입니다. 혹시 전에 상담받은 부분들 치료는 받으셨을까요?"라고 이야기했을까?

직원에게 환자 리콜을 지시하려면 대상과 방법을 정확하게 지시했어야 했다. 그렇지 못한 나는 너무 추상적이고 뜬금없는 업무지시를 한 셈이고 실장은 그 지시를 따르기 위해서 우왕좌왕했을 것이다. 당연히 내가 지시한 환자 리콜은 별다른 성과를 내지 못했다. 지금 생각해 보면 '과연 리콜을 하긴 했을까'라는 생각이 든다.

뜬금없는 업무지시를 하지 않기 위해서는 매일 상담일지를 작성해 보자. 상담일지를 작성하면 환자의 상담 내용이 모두 적혀있고, 고민하는 부분이나 치료를 미룬 것을 한눈에 확인할 수 있다. 이런 내용을 가지고 바로 전화해서 설명해 주면 간단하다. 환자에게 전화하는 게 부담스럽지 않아 환자 리콜을 좀 해보자는 깔끔한 업무지시가 가능하고 실장도 굳이 과도한 업무를 하지 않아도 된다.

그러면 상담일지는 누가 작성하고 어떤 내용들이 있어야 할까? 보통 포괄적인 진료의 경우 상담 진행을 상담실에서 실장이 하게 된다. 폐쇄된 공간에서 환자와 독대하며 얻게 된 정보는 상담을 진행한 실장만이 알 수 있다. 환자는 치료 진행을 원하는지, 치료 진행을 머뭇거린다면 그 이유는 무엇인지, 의사결정권이 배우자에게 있는지, 유용할 수 있는 자금에 한계가 있는지, 다른 병원과 가격을 비교하고 있는지, 다른 이유가 있는지. 이 모든 사항을 알 수 있는 것은 상담을 진행한 실장뿐이다. 그렇기 때문에 신환 상담에 대한 정확한 분석은 상담을 직접 진행하는 실장만이 할 수 있다. 당연히 상담 후 상담일지를 작성해야 하는 이유다. 상담 내용을 가장 잘 알고, 가장 잘 이해하고 있기에 그 이해한 내용을 일지에 기록해서 전 직원과 공유해야 한다. 그래야 이후 환자가 내원했을 때 내용을 숙지하고 환자를 응대할 수 있다.

상담일지에는 치료계획, 치료 동의/ 비동의/ 부분 동의 여부뿐만이 아니라 상담하면서 느꼈거나 얻게 된 정보를 같이 기재해야 된다. 만약 부분 동의를 했다면, 어떤 부분이 충족되었을 때 부분 동의가 동의로 바뀔 것 같은지 코멘트도 적어주면 더욱 좋다. 그래야 이후 상담일지를 토대로 리콜이 이루어질 수 있다. 상담 이후 치료에 대한 생각이 없거나 우리 치과에 전혀 매력을 못 느끼는 환자들에게 리콜 전화를 돌리는 것은 전화를 받는 환자도, 전화를 하는 실장도 곤욕인 일이다.

만약, 의사 결정권자가 배우자라면 "사모님과 상의는 해 보셨어요?"라고 응대할 수 있고, 의료 쇼핑 중이었던 환자의 경우에는 "다른 치과는 방문해 보셨어요?"라고, 비용문제로 치료를 머뭇거리는 환자에게는 "아프신 곳은 좀 어떠세요? 비용문제로 치료가 부담되신다면 우선 통증을 없애는 보험 되는 치료 위주로라도 마무리하고 비용여유가 되실 때 하나씩 추가적으로 치료하시는 것이 좋아요."라고 환자 맞춤형의 '리콜'이 가능하다.

리콜 관리로 환자와 관계의 끈을 놓지 마라! 단순히 생일 축하 문자하나 보내는 것이 아니라 환자별 정확한 정보를 바탕으로 맞춤형 리콜을 하면 다른 치과와의 차별성이 생길 것이다.

4장. 지출관리: 무조건 줄이는 것만이 능사는 아니다

1. 무조건 지출 줄이기가 아닌, 제대로 쓰일 수 있도록 관리하라

치과경영의 기본은 매출을 늘리고 지출을 줄이는 것이다. 치과의 지출은 크게 임대료, 전기세를 포함한 관리비, 인건비, 사대보험 등 숨만 쉬어도 나가게 되는 고정경비와 기공료, 재료비, 기타 잡비 등 매출 수준에 따라서 변동되는 변동경비로 볼 수 있다. 사실 변동경비로 분류된 것도 매출의 변동이 크지 않는 이상 어떻게 보면 변동 폭이 크지 않아 고정경비와 별반 차이가 없다.

그렇다면 이미 병원의 규모, 인력 구성을 마친 경우 어디서 지출을 줄일 수 있을까? 치과의 매출과 지출의 규모가 결정되고 난 다음 지출을 줄이는 것은 매우 힘들다. 지출을 줄일 수 있는 항목이라고 해봐야 결국 인건비, 기공료, 재료비, 기타 잡비들이다.

더 싼 재료를 주문해서 쓸 것인가? 더 싼 재료가 좋은 품질일 가능성은 낮고 진료의 질에 크게 영향을 주는 재료의 경우에는 절대 값싼 재료로 바꿀 수 없다.

더 싼 기공소와 거래할 것인가? 기공료가 싼 기공소는 이유가 있다. 기공물의 질이 떨어져 세팅 때 체어타임을 길게 잡아먹거나 리메이크를 해야 되는 기공물이 나올 경우가 많다.

인건비는 또 어떤가? 이미 하루에 소화 가능한 환자 수에 맞게 인원이 세팅되어 있는데 어떻게 인건비를 줄일 수 있을까? 급여가 비싼 고 연차 직원들을 자르고 저 연차 직원들로 세팅을 바꾸지 않는 이상 인건비를 줄이자고 이야기하는 것도 무의미하다. 그렇다고 저 연차 직원으로만 구성하면 고난이도의 진료를 하거나 환자 응대 시 구멍이 생기게 된다. 치과의 컨셉과 방향성에 따라 직원들이 많은 역할을 하기도 하고, 적게 하기도 한다. 그에 따라 직원 구성을 하는 것이지, 지출을 줄이기 위한 직원 구성은 추후 문제가 생길 수밖에 없다.

결국 "경비를 줄여라!"라고 말하며 지출을 줄이기 위해서 노력하는 것은 들이는 노력에 비해서 얻어지는 것이 미미한 허울 좋은 말뿐인 것이다. 지출은 줄이는 것이 아니라 '올바르게 지출이 이뤄지도록 관리하는 것'이다.

나는 이미 이전에 개원했을 때 구입했던 장비와 재료가 있어서 새로 오픈하면서 모두 그대로 가지고 왔다. 쓰던 걸 그대로 가져 왔기에 부족한 소기구들과 재료가 있을 것이라 재료 전체를 체크하다가 깜짝 놀랐다. 첫 개원한 해에 샀던 BUR가 가득 있는 게 아닌가? 거기다 뜯지도 않은 본딩제가 유통기한이 지난 채로 발견되었다. 매출에 비해서 가뜩이나 경비가 높아 폐업을 했는데, 그런 식으로 경비가 줄줄 새고 있었던 것을 몰랐던 것이다.

직원이 재료가 떨어져서 새로 사야 된다고 하면 당연히 사야 되는 것이라고 생각했다. 그저 얼마나 싸게 살 수 있는지만 생각하고 재고 목록을 만들 생각도, 재고 창고를 정리할 생각도 안 했었다. 매번 확인을 하지 않은 나의 잘못도 크지만, 직원들을 제대로 관리한다면 그런 식으로 버려지는 재료비를 아낄 수 있었을 것이다.

지금은 재료마다 필요한 적정 재고를 설정하고 적정 재고에서 일정 수량 밑으로 떨어졌을 때 재료를 구매하도록 매뉴얼을 만들고 관리하고 있다. 재고 장부에 구매한 재료의 유통기한을 적어서 언제까지 재료를 소진해야 되는지도 체크한다. 새로 구매한 재료는 재고창고의 가장 안쪽으로 넣고 기존에 가지고 있던 재고를 앞쪽으로 빼내서 유통기한이 얼마 남지 않은 재고부터 쉽게 빼내서 쓸 수 있도록 관리하고 있다. 재료를 구매할 때도 재료 담당 직원은 인터넷 최저가를 비교해서 싸게 살 수 있는 재료를 구매하고, 동일한 재료를 비싸게 사야 될 때는 합당한 이유가 있어야 한다.

기공료 관리도 마찬가지이다. 새로 개원하고 거래했던 기공소는 다른 기공소보다 기공료가 저렴했다. 문제는 그만큼 기공물이 좋지 않았다. 임플란트 스플린트 보철물 같은 경우엔 패스가 안 맞아서 안 들어가는 경우도 있고, 교합 조정하는데 한 시간씩 걸리기도 했었다. 지금은 기공료가 다른 곳보다 좀 더 높더라도 잘하는 기공소로 보낸다.

보통은 기공소를 여러 곳으로 분산해서 거래하는 경우가 많다. 기공소 문제가 있을 때 기공물이 끊기면 안 되기 때문에 여러 곳으로 분산해서 거래하는 것을 추천하는 것이다.

그러나 나는 한곳만 거래한다. 한 기공소에 기공물을 몰아주면 수가협상을 하기에 용이하기 때문이다. 그렇게 하면 잘하는 기공소에서 상대적으로 저렴한 기공료로 거래를 할 수가 있다. 또한 기공소에 급한 기공물을 요청할 때 목소리 높이기도 좋다.

우리 치과 기타 잡비에서 가장 큰 비중을 차지하고 있는 것은 바로 '직원 식사비'다. 직원들 급여에 식대를 포함하지 않고 점심 식사를 제공하는데 이때 식비 제한도 두지 않는다. 암묵적으로 직원들이 점심 식사를 시킬 때 금액이 만원 안팎이라고 생각은 하지만 비용에 상관없이 그냥 먹고 싶은 것을 시켜 먹는 것에 대해서 별다른 터치를 하지 않는다.

보통 식사를 제공하는 치과의 경우 식사비를 인당 만원 안팎으로 제한하는 경우가 많다. 어떤 곳은 7,000원~8,000원 정도로 제한하기도 한다. 더 비싼 걸 먹고 싶다면 본인 돈을 합해서 사 먹는 식이다. 이렇게 하면 '점심을 사준다.'라고 생색내기가 어렵다. 점심 식사가 직원들 사기와 애사심에 생각보다 큰 부분을 차지한다.

직원들 식대를 아껴서 얻는 이익보다 손발을 맞춰온 직원이 나가서 새로운 직원을 뽑게 되면서 생기는 불이익이 더 크다고 생각한다.

지출은 줄이려고 노력해야 되는 것이 아니라 제대로 쓰일 수 있도록 관리하는 것이다. 지출을 관리하는 방법에는 원장마다 운영 철학이 반영되어 세세한 차이는 있을 수 있겠지만, 무작정 줄이는데 만 집중하지 말자. 지출은 잘 관리해서 제대로 쓰일 수 있도록 만드는 것이 중요하다.

2. 경영이 어려울 때 직원 수를 줄일 것인가, 늘릴 것인가?

"매출이 줄어서 직원을 줄여야 될 것 같아요."

많이 들어본 하소연일 것이다. 매출이 줄어들면 아무래도 나가는 경비가 부담된다. 어떻게 하면 지출을 줄일 수 있을까 여러모로 고민해 보게 된다. 임대료와 같은 고정 경비는 줄일 수 없으니 변동 경비를 줄일 고민을 하는 것은 당연하다. 매출이 줄어든 만큼 환자수가 줄었으니 직원 하나 줄이면 그만큼 경비를 아낄 수 있을 것만 같다. 줄일 수 있는 지출 중에서 가장 덩치가 크고 쉬운 것이 인건비이기 때문이다.

지출은 줄이는 것이 아니라 '제대로 쓰일 수 있도록 관리하는 것'이다. 인건비도 마찬가지이다. 제대로 쓰이고 있는지 먼저 분석해야 된다. 직원 감축을 생각하기 전에 직원들이 자신의 급여에 맞는 제 역할을 하고 있는지, 환자를 원활하게 응대할 수 있는지, 진료에 차질은 없는지, 법적 연차나 치과에서 정해놓은 연차에 맞춰서 직원들의 휴무를 주었을 때 근로 인원은 적당한지, 직원들에게 업무로드가 너무 과도하지는 않은지 먼저 평가해야 된다.

환자 수가 줄었으니, 직원의 업무로드가 줄었다고 생각하는 원장들도 있다. 그러나 직원들이 하는 일은 단순히 진료 어시스트 역할뿐만이 아니다. 출근해서 진료 준비하고, 환자마다 진료가 끝나면 안내하고 기구들을 정리하고, 소독하고, 재료관리하고, 임플란트 재고 관리하고, 보철물 관리에 환자 리콜, 환자 관리, 보험청구 등 눈에 보이는 업무만이 전부가 아니다.

그런 모든 평가가 적절하다고 생각되면 올바른 인건비 지출을 하고 있는 것이다. 올바르게 인건비가 지출되고 있는데, 평가기준을 현재 환자 수에만 놓고 직원 수를 줄여서 지출을 줄이려고 한다면 크게 잘못 생각하는 것이다. 적절한 업무로드, 원활한 환자응대, 적절한 직원 휴무 등 균형을 이루고 있던 것들이 깨지면서 치과 경영에 더 큰 차질을 불러올 수 있다.

직원 구인은 또 어떤가. 환자 수가 회복될 때 구인하려고 하면 직원이 딱 맞춰서 구인될 것 같은가? 아니다. 개원의들이 언제나

하는 하소연이 '직원이 안 구해져요.' 아닌가. 구인공고를 반년이나 올려놨는데도 직원이 구해지지 않는다는 하소연이 허다하다.

나는 직원 수는 치과의 역량(capacity)이라고 생각한다. '환자 수가 늘고 나면 직원을 늘려야지'라고 생각하지만 이미 작아져 버린 capacity에서 수용하지 못한 환자들이 떨어져 나가게 되면서 적은 매출에 적은 지출로 수익을 내는 경우가 대부분이다.

생각을 전환하자. 수익성이 나빠졌을 때 지출을 줄여서 극복 가능한 부분은 굉장히 작은 부분이다. 지출이 제대로 관리되고 있다면 지출을 줄일 이유는 없다. 오히려 지출을 늘려서라도 매출을 늘릴 방도를 찾아야 된다. 지출이 2,000이라면 줄일 수 있는 한계는 2~300이다. 그러나 오히려 지출을 2~300 더 늘리면 매출이 그 이상으로 늘어나는 것이 가능해진다. 직원 수를 줄여서 스스로 치과의 capacity를 줄이는 것보다 직원들이 더 많은 일을 하도록 시스템을 개선해서 매출을 올릴 수 있게 해야 된다.

우리 치과는 반년 전부터 체어별로 예약을 잡는다. 예약 시간은 나의 진료에 걸리는 시간을 기준으로 해서 10분 단위로 쪼개서 잡는다. 체어별로 예약을 잡았기에 환자가 체어가 없어서 대기실에서 장시간 대기하는 것을 방지하고, 각 진료에 걸리는 시간을 나를 기준으로 잡았기 때문에 체어에서 대기하는 환자 사이를 원활하게 이동할 수 있다.

예를 들어 이런 식이다. 1번 체어에 마취 후 프랩을 해야 하는 환자가 있고, 2번 체어는 발치를 해야 하는 환자가 있다면, 2번 체어에 가서 먼저 마취를 하고, 1번 체어로 이동해 마취를 한다. 다시 2번 체어에 가서 발치를 하고, 1번 체어로 가면, 직원이 2번 체어 환자에게 발치 후 주의사항을 설명하고 대기실로 안내한다. 이렇게 물 흐르듯이 진료를 하려면 먼저 의사의 진료시간을 정확히 체크해야 한다. 상황에 따라 달라지기도 하지만 평균적으로 얼마의 시간이 걸리는지 먼저 체크 후, 동시간대에 같이 잡아도 되는 진료와 같이 잡으면 안 되는 진료를 분류한다. 스켈링 같은 경우 스텝이 하기 때문에 내 체어 타임과 상관없이 예약을 잡을 수 있다. 각 진료별로 모든 진료시간을 체크해서 쪼개면 체어별로 예약을 잡을 때 효율적으로 운영할 수 있다.

반년 전만 해도 일주일에 걸쳐 느슨하게 늘어져 있던 예약이 지금은 2~3일에 타이트하게 잡혀 있다. 같은 수의 직원으로 하루에 소화할 수 있는 환자수가 50% 이상 증가했다. 수술 드레싱, 스티치 아웃, 체크 환자들은 10분 안쪽으로 빠르게 체어를 비울 수 있게 되었고, 스케일링처럼 나의 손이 직접 필요하지 않은 환자를 여러 체어에서 동시에 진행하기 용이해졌다.

지금까지 30분 단위, 시간대별로만 예약을 잡았다면 체어별 예약 시스템을 도입해 보자. 마치 테트리스 벽돌을 쌓듯이 빈 시간 없이 차곡차곡 채워서 매출을 최대한으로 끌어올릴 수 있을 것이다.

매출이 줄어들면 지출에 소극적이 되고 어떻게든 지출을 줄이고 싫어지는 것은 당연하다. 그리고 그 방법이 직원 감축이라는 것도 인정한다. 그러나 직원 수는 치과의 capacity, 즉 역량이다. Capacity를 유지하면서 그걸 채울 방법을 모색해야 한다. 나처럼 예약 시스템을 바꾸든지, 아니면 비용을 들여서 마케팅을 하든지 말이다.

줄일 수 있는 지출은 한정적이지만 늘릴 수 있는 매출은 무한하다는 것을 기억하자.

3. 직원 급여인상과 동결, 어떻게 해야 할까?

"○ 연차 급여 얼마나 주고 있어?"

"○○원 인상해 주면 괜찮으려나?"

직원이 치과에 들어온 지 1년이 되면 원장들은 주변에 개원한 친구나 선후배들에게 조언을 구하느라 바빠진다. 직원의 급여는 매년 인상되는데 치과의 매출이 정체되어 있다면 매년 나의 수익은 줄어든다. 당연히 급여를 조금 인상해 줄수록 나의 수익이 늘어나는 것이다. 그러니 주변에 조언을 구해서라도 미니멈에 맞춰 인상을 해주려고 열심히 노력할 수밖에 없다. 그렇게 평균 정도의 수준에 맞춰서 급여 인상을 해주면 특별히 불만을 가지지 않고 우리 치과를 다닐 것이라 생각한다.

과연 그럴까? 직원에게 급여를 준다는 것은 직원의 노동력을 제공받음에 따른 대가를 지불하는 것이다. 보통 특별한 일이 없는 한 급여는 매년 인상된다.

그러면 급여 인상은 어떤 기준으로 해야 될까? 1년간 해왔던 것에 대한 보상이 아닌, 내년에 어디까지 미션을 수행하고 역량을 키울 수 있을 것인지에 대한 '기댓값'이 책정되어야 한다. 그러니까 내년에 해당 직원으로부터 제공받을 노동력에 대한 평가가 있어야 급여산정이 가능하다. 아직 제공받지 않은, 앞으로 제공받게 될 노동력에 대한 것이므로 원장의 입장에서는 치과를 위한 투자이고, 직원의 입장에서는 지난 1년간 열심히 성장한 자신에 대한 보상이다. 그렇기 때문에 급여의 인상에는 그 근거가 명확해야 된다.

첫 개원 때 실장이 조금 더 책임감을 가지고 일을 해줬으면 좋겠다는 생각에 친한 원장님들에게 조언을 구했다. "아무래도 적절한 보상이 있으면 조금 더 책임감이 생기지 않을까?"라는 조언을 바탕으로 실장과 면담을 잡았다. 그리고 실장에게 "이번 달부터 급여를 20만 원 인상해 드릴 생각입니다. 실장 업무에 조금 더 열심히 해주세요."라고 부탁을 했었다. 아무런 근거 없는 급여 인상에 실장은 무슨 생각을 했을까? '원장님 감사합니다. 열심히 할게요!'는 아니었을 것이다. 그저 이유 없이 주어지는 보너스 같았을 것이다.

다시 개원한 후 나는 직원들에게 언제나 말한다.

"치과는 직원들이 근무하고 싶어 할 메리트를 갖추기 위해서 노력해야 된다. 마찬가지로 직원은 치과가 메리트를 느낄 수 있도록 스스로 계발에 힘쓰는 노력을 해야 된다. 스스로 메리트를 갖춰야 치과는 그 직원에게 대체 불가능하다고 느낄 수 있을 것이다.”

우리 직원들은 나의 평가기준을 잘 알고 있다. 나는 직원들의 자기계발에 지원을 아끼지 않는다. 치과 관련 서적을 구매하거나 세미나 비용도 모두 지원해 준다. 그렇지만 모든 직원이 이 지원을 이용하지는 않는다. 수동적으로 치과에 출근해서 주어진 업무만 하고 퇴근하는 직원들도 물론 있다. 그런 부분들은 연말 급여 협상 때 평가 내용으로 반영된다.

우리 치과는 매년 연말이 되면 급여 협상을 위한 직원 면담을 한다. 원장이 평가할 수 있는 부분은 진료실에서 보는 모습에 국한될 수밖에 없기 때문에 1차 면담은 실장이 진행한다. 신료 어시스트 이외에 주어진 담당 업무는 성실히 잘 수행했는지, 담당 업무에서 얼마나 효율적인 지출이 이뤄지도록 노력했는지, 직원들 사이에서의 평판은 어떤지 등을 평가기준으로 면담을 진행하고 희망하는 급여 인상이 얼마나 되는지 확인한다.

1차 면담을 마친 후에는 실장은 정리해서 내게 결과를 보고한다. 1차 면담 결과를 통해 해당 직원이 다른 직원으로 대체 가능한지를 판단한다. 연차가 낮은 다른 직원으로 대체가 가능하다면 굳이 비싼 급여를 지불하고 그 직원을 쓸 이유는 없다. 대체 불가능한 인력이라면 당연히 그 이상의 급여를 주고 함께 한다.

그런 다음, 실장과 함께 1년 전략을 세운다. 내년 목표 매출을 정하고 직원들에게 맡겨야 되는 역할과 직원이 해줬으면 하는 성과에 대해서 논의하고, 직원에 대한 평가와 그 역할을 수행 가능할 것인지에 대해서 판단한다.

최종적으로 나와 면담을 통해 급여인상을 결정한다. 그 직원이 올해 달성한 성과는 무엇이며, 개인의 발전을 위해서 무엇을 했는지, 내년에 치과의 발전과 개인의 발전을 위해서 무엇을 계획하고 있는지 다시 한번 체크하고 내년에 치과가 요구하는 역할은 무엇인지에 대해서 설명한다.

급여 인상은 치과에서 직원에게 투자를 하는 것이다. 매년 오르는 것이니 조금만 올려주면 좋겠다는 마음으로 급여협상에 들어가는 것은 돈을 버리는 일이다. 급여를 올려줌으로써 해당직원이 어떤 역할을 수행해야 되는지 직원이 충분히 알 수 있어야 한다. 급여가 동결되거나 급여 인상이 조금일 경우 어떤 평가를 통해 그런 결과가 나왔는지 직원이 충분히 납득하고 다음 급여 인상을 위해 어떻게 행동해야 될지 직원 스스로 깨달을 수 있도록 해야 된다.

급여 인상은 투자이다! 투자의 가치가 있는 직원은 충분하게, 투자의 가치가 없는 직원은 과감히 급여 동결까지도 고려해야 된다.

우리 치과 급여 인상 기준이 있는가? 없다면 지금이라도 만들어 보자.

〈연봉 협의서〉	
방법	해당 직원, 관리자, 원장이 동일 항목에 대해 각자의 시선으로 평가할 수 있도록 작성한다.
	평가항목들의 질문은 되도록 객관식으로 작성하고 각 항목마다 점수를 1~5점으로 체크하게 한다.
목적	직원이 다양한 평가 항목들에 대해 스스로 평가를 함으로써 향후 희망하는 급여 인상에 대한 근거를 스스로 찾도록 한다.
	관리자와 원장이 해당 직원과 동일한 평가 항목들에 대해 평가하여 해당 직원이 스스로에게 내린 평가와 비교함으로써 그 직원에 대한 이해도를 높인다.
	직원 스스로 내린 평가와 관리자, 원장이 내린 평가를 비교해서 급여 인상의 근거로 제시하고, 앞으로 직원이 나아가야 될 방향을 논의한다.

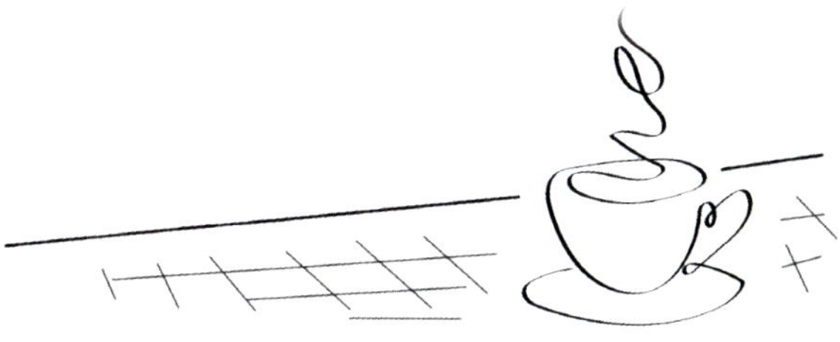

〈연봉 평가서에 들어가야 할 내용〉

1. 이름, 직급/직책, 연차, 입사일, 현재 급여 등

2. 근무태도
   1) 복장, 용모
   2) 환자, 동료를 대하는 태도
   3) 병원 규정 준수 여부
   4) 병원 시스템에 대한 이해도 및 자율성 평가

3. 직무
   1) 담당 업무 숙지, 이해도, 완성도 평가
   2) 진료 준비, 어시스트에 대한 평가
   3) 환자 진료 history에 대한 이해와 대응 평가

4. 자기 계발
   1) 1년간 자기 계발을 위해 투자한 부분들에 대한 평가
   2) 앞으로 본인의 목표

5. 희망급여
   1) 위 항목들의 평가에 기반하여 희망하는 급여

〈연봉 평가서 질문 예시〉

1. 근무태도

복장이나 용모는 항상 단정하고 깨끗하게 유지되는가?

환자나 동료를 밝은 얼굴로 대하는가?

원장의 지시를 잘 따르는가?

현 병원 system에 대한 문제의식을 가지고 개선점을 찾고 있는가?

2. 직무

담당하고 있는 업무에 대해서 잘 이해하고 있는가?

진료 준비나 어시스트에 막힘이 없는가?

환자의 진료 history를 잘 이해하고 그에 맞게 응대하고 있는가?

3. 자기 계발

본인의 성장을 위해 노력했는가?

(주관식) 본인의 성장을 위해 들었던 세미나나 읽었던 책이 있는가?

(주관식) 앞으로 본인의 목표가 있는가?

4. 희망급여

희망하는 급여와 그 근거는 어떻게 되는가?

5장.
개원 마케팅해야 할까 말아야 할까?

1. 광고의 득과 실

‘공무원 시험 합격은 ○○○’

누구나 한 번쯤은 들어봤을 광고이다. 아마 전 국민이 알고 있지 않을까 싶을 정도로 다양한 매체를 통해서 장기간 광고를 하고 있다. 무의식중에 노랫말을 흥얼거릴 정도로 각인되어, 아마도 공무원 시험을 준비하게 된다면 가장 먼저 검색을 해 볼 것 같다는 생각이 든다.

우리는 일상생활에서 다양한 매체를 통해 많은 광고들을 무의식중에 계속 접하고 있다. 그중에는 중독성 높은 문구나 노래로 인해 아무 생각 없이 흥얼거려지는 광고가 있는가 하면, 날마다 듣는 광고라도 그저 스쳐 지나가게 되는 광고가 있다. 광고를 기획하는 사람들은 사람들 사이에서 자주 오르락내리락하는 뇌리에 깊게 박히는 광고를 만들기 위해서 노력한다. 그리고 잠재적인 고객층이

접할 수 있는 매체를 고민하게 된다.

치과 광고도 마찬가지다. 대중교통을 이용할 때나 지하철역을 나올 때 치과를 홍보하는 배너 광고를 흔히 볼 수 있다. 당연히 타깃은 치과 근처를 지나는 유동인구일 것이다. 그곳을 지나는 사람이 무의식중에 그곳에는 ○○치과가 있다는 것을 알게 하려는 것이다. '내 치과를 알리는 것'이 광고라고 했을 때 배너광고는 충분히 그 역할을 하고 있다고 생각할 수 있을 것이다. 그러나 내 치과를 알린다고 환자가 찾아올 것인가는 다른 문제이다.

예를 들어 내가 개원한 치과가 있는 지역은 직장 때문에 오는 환자들이 주를 이루고, 실제 거주하는 곳은 다른 지역이라고 하자. 그리면 환자들은 퇴근 후 바로 집에 가기 바쁠 것이다. 정말 아프지 않은 이상 집 근처 치과를 갈 수도 있다. 그렇다면 환자들에세 배너 광고로 치과를 인식을 시켰다고 해도 환자로의 전환율은 낮을 것이다. 그래서 지역 분석, 환자군 분석 후 광고매체를 선택해야 한다.

치과 경쟁이 심화되면서 임플란트 가격파괴 치과가 우후죽순으로 생겨나고 있다. 도대체 그 치과들은 그 비용으로 어떻게 수익을 낼 수 있을까? 많은 치과의사들이 궁금해하는 부분이다. 그 궁금증에 대한 답은 당연히 '박리다매'일 것이다. 손익분기점이 어느 지점인지는 알 수 없지만, 분명 '다매'가 가능해야 수익이 남을 것이다. 그리고 '다매'를 가능하게 하는 것은 '광고'이다.

덤핑치과들은 '다매'를 하기 위해 지역을 치과 근처로 제한하지 않고 전국적으로 임플란트 광고를 한다. 전국에 있는 환자들을 대상으로 하기 때문에 접근성이 좋은 강남에 몰려있다. '덤핑은 주변 치과들을 고사시키기 때문에 절대 하면 안 되는 나쁜 행동이다'라는 도의적 판단은 일단 유보하자. 덤핑이라는 경쟁력을 가지고 광고라는 방법으로 신환을 창출하고 매출을 올리고 있다는 점을 주목해야 된다.

처음에 사랑니만 발치하는 치과가 생겼을 때 정말 참신하다고 느꼈다. 누구도 하지 않는 컨셉으로 매출을 올리려고 했기 때문이다. 보통 일반 의원에서는 위험하고, 시간과 노력 대비 수가가 높지 않다는 이유로 꺼리고, 대학병원으로 리퍼를 한다. 그로 인해 환자들은 불편을 감수하고 한 달 전부터 대학병원에 예약을 해야 했다. 그런데 사랑니 발치만을 전문으로 내세워 대기 없이 발치를 할 수 있다니! 센세이션 한 일이다. 거기에 그치지 않고 일반 치과들에 우편을 보내 사랑니 발치 리퍼를 부탁하는 방법으로 신환을 창출해 매출을 올린다.

과연 나는 이런 독특한 경쟁력이 있는가를 생각해 봐야 한다.

광고를 하는 이유는 광고를 통해 내 치과를 알리고 신환을 모으고 싶기 때문이다. 다른 치과에서 다하는 진료를, 같은 비용을 받고 있으면서 광고를 한다고 해서 과연 환자들이 먼 거리를 마다하지 않고 찾아올까? 그렇지 않다. 어디를 가든 비슷하다면 그냥 가까운

곳에 가면 그만이다. 광고를 본 환자들이 '멀어도 한번 가볼까?' 할 정도로 남들과는 전혀 다른, 경쟁력 있는 무언가를 찾아야 한다. 그렇지 않으면 헛돈만 쓸 뿐이다.

광고의 내용을 결정할 때도 환자의 심리를 파악하고 해야 한다. 환자들은 임플란트 같은 치료는 뭔가 거창하고 비싸고 어려운 치료이고, 충치치료는 간단하고 쉬운 치료라고 생각한다. 이가 아프면 딱히 인터넷 검색을 이용하지 않더라도 그냥 근처의 치과를 내원하기도 한다. 그러나 임플란트는 주변에 물어봐서 추천을 받거나 임플란트라는 키워드를 인터넷에 검색해서 찾아간다는 사실을 염두에 둬야 한다.

나만의 임플란트 방법이 있다면 그걸 내세워 보자. 내 철학을 보여주는 것도 좋다. 다른 데서는 "우리 치과에서 임플란트 하세요." 라고 한다면 우리 치과는 "임플란트 절대로 하지 마세요."라며, 오히려 자연치아를 살리는데 집중한다면 환자들의 신뢰를 얻을 수 있다.

내가 어떤 경쟁력을 갖추고 있는지를 객관적으로 생각해 보자. 내가 가진 경쟁력에 따라서 광고의 방법은 달라져야 한다. 광고가 득이 되기도 하지만 쓸데없는 돈 낭비가 되기도 한다는 사실을 잊지 말자.

2. 수많은 마케팅 광고 속, 무엇부터 해야 할까?

개원을 하면 수많은 회사에서 다양한 종류의 마케팅을 권유하는 메일이나 우편이 온다. 원장실에 가만히 앉아서 텅 빈 예약 장부를 보면서 환자를 기다리다 보면 '아무래도 마케팅을 해야 되려나' 하는 생각이 간절하게 들 수밖에 없다. 다양한 마케팅 방법을 제시하면서 자기네 회사를 홍보하는 메일을 뒤적거리며 어떤 것이 가장 효과적일지 고민하는 것이 일과가 된다.

수많은 마케팅 광고들 중에서 어떤 것을 선택해야 할까? 원칙이 따로 있는 것일까?

개원을 하면 거의 대부분의 치과에서 이벤트와 더불어 오프라인 마케팅을 한다. 이때, 누구를 대상으로 어떤 것을 나눠주며 홍보를 할 것인가에 대해서 고민을 하면서 진행하는 원장들은 많지 않다. 단순히 '새로 치과가 생겼으니 알려야지.'라든지 '이 업체는 로드마케팅을 통해 환자를 직접 치과로 데려온다고 했으니 신환이 많이 생기겠네.'라는 생각만으로 마케팅을 진행한다. 전적으로 마케팅 업체에만 맡기는 것이다.

온라인 마케팅도 마찬가지이다. 왠지 홈페이지는 있는 게 당연한 것만 같다. 블로그도 개설해서 상위 노출되면 좋을 것 같다. 키워드만 검색해도 내 치과가 상위에 뜨면 환자들이 몰려올 것만 같다. 어디에 맡기면 좋을지 이것저것 검색해 보니 마케팅 업체가 너무 많다. 가격도 천차만별이다. 몇십만 원에서 몇백만 원, 몇천만 원까지 단위가 달라진다. 이때부터 생각의 판도가 달라진다. 어디에 어느 정도 금액에 맞춰서 마케팅을 맡길지에 포커스가 맞춰진다. 어떤 환자군을 대상으로 어떤 내용으로 우리 치과를 홍보할 것인가에 대한 본질적인 생각은 저 멀리 사라져버린 것이다.

어떻게 그렇게 잘 아느냐고? 내가 그랬기 때문에 너무나도 잘 안다. 여러 번 마케팅 비용을 들여가면서 시행착오를 겪었다. 그 과정에서 알게 된 건, 마케팅을 할 때는 정확한 목적을 가지고 해야 된다는 사실이다.

목적을 정하고 구체적인 목표를 설정한 후 마케팅의 종류를 고민해야 한다. 마케팅이 실패하는 대부분의 이유가 바로 이 순서가 바뀌었기 때문이다. 마케팅 회사를 결정하고, 마케팅 금액을 설정하고, 마케팅에 대한 목표는 끼워 맞추는 식이다.

이제 막 개원한 치과라면, 당연히 새로 치과가 생겼다는 사실을 치과 주변 유동인구와 거주 인구에게 알리는 것이 목적이 될 것이다. 이때, 당장의 신환을 창출하고 싶은 것인지, 장기적으로 치과를 알리는데 주력할 것인지, 마케팅을 통해 달성하고자 하는 구체적인 목표를 정해야 한다.

예를 들어, 당장의 신환을 창출하고 싶다면 치과 앞을 지나는 유동인구를 대상으로 하는 로드마케팅이 효과적일 것이다. 일부 로드마케팅 업체에서는 직접 신환을 끌고 들어오기도 한다. 반면에 장기적으로 내 치과를 알리는데 주력하고자 한다면 인터넷이나 마을버스 광고 등 불특정 다수에게 치과의 이름이 장시간 노출될 수 있는 마케팅 방법을 선택해야 효과적일 것이다. 요즘은 브랜드 블로그, 유튜브를 통한 의사 개인 브랜딩 등을 활용하는 의사들이 늘고 있다.

이렇듯 목적과 목표를 정한 이후 내 상권에서 가장 효과적인 마케팅 방법을 찾아야 된다.

이미 개원한 지 몇 년 된 치과의 경우는 어떤 형태의 마케팅을 해야 될지 감조차도 못 잡는 경우가 허다하다. 아파트 엘리베이터 광고가 비었다는, 혹은 마을버스 광고가 비었다는 광고업체의 방문에 혹해서 '할까? 월 비용이 얼마랬지? 그 정도면 할만한데.'라는 의식의 흐름으로 광고를 계약하는 경우가 많다.

이 금액을 낼 만한지, 이 정도면 할 만한지를 보고 광고하는 게 아니다. 우리 치과 환자군의 특성을 분석하고, 그에 따라 마케팅 채널과 방법을 결정해야 한다.

요즘 젊은층들은 블로그를 잘 하지도, 보지도 않는다. 대부분의 정보를 인스타그램을 통해서 얻고 소통한다. 젊은 환자들을 대상으로 마케팅을 하고 싶은데 블로그나 홈페이지를 이용해서 홍보를 진행했을 경우 그 효과가 어떨까? 고령층을 대상으로 마케팅을 기획한다고 하자. 어떤 매체를 선택할 것인가?

의외로 고령층이 유튜브를 손에서 놓지 않고 산다는 사실을 알고 있는가? 50~70대 어르신들이 유튜브에서 정보를 얻고 체류한다.

우리 치과에 오는 환자들이 어디서 오는지(동네), 어떤 경로로 오는지(소개, 간판, 인터넷 블로그 등), 주로 어디에 사는지(다세대주택, 단독주택, 아파트), 연령대가 어떻게 되는지, 도보로 오는지 버스로 오는지 등 환자에 대한 상세한 정보가 신환차트 작성 시 조사가 되어 있어야 한다. 이런 통계를 바탕으로 기존의 내원 경로를 강화할 것인지, 새로운 내원 경로를 개척할 것인지를 결정해야 된다.

그래야 온라인 광고를 할지, 아파트 엘리베이터 광고를 할지, 유동인구를 대상으로 기념품과 팸플릿을 제작해서 나눠줄지, 주변 자영업자를 대상으로 갑 티슈 같은 것을 제작해서 돌릴지 결정할 수 있을 것이다.

마케팅을 하는 시점도 중요하다. 내가 이곳에 개원을 한다고 현수막을 내걸었을 때, 주변 치과들이 초긴장 상태였다는 소식을 임플란트 영업사원을 통해서 들었다. 우리 치과가 15층짜리 신축 빌딩의 한 층을 통째로 임대해서 쓰는데, 빌딩이 대로변에 맞닿은 면이 가로로 길어서 실제 평수보다 커 보이는 효과가 있다. 그렇게 큰 빌딩의 한 층을 통째로 쓰는 치과가 들어온다는 소식을 들은 주변 치과들은 초대형 치과가 들어오는 것으로 생각하고 긴장하면서 선제대응을 했다.

맞은편의 치과는 우리 치과 개원 시기에 앞서 로드 마케팅을 진행했다. 건너편의 치과는 오래됐다는 것을 홍보하기 위해서 창문에 시트지를 이용하여 개원 23주년이라는 문구를 크게 붙였다. 여기서 우리는 '시점'에 주목해야 한다. 그 치과들의 마케팅 방법이 잘 된 선택이었는지에 대한 평가는 차치하고, 마케팅을 진행한 시점이 적절하다는 점을 이야기하고 싶다. 강력한 위협이 예상되는 맞은편 치과의 개원에 앞서 기존에 자리를 잡고 있는 자신들의 위치를 강화하려는 시도가 시기도 적절했고, 내용도 좋았다.

우리 치과도 개원 5주년을 앞두고 이전 장에서 말했듯 주변 오피스텔 완공에 맞춰 전단지 홍보를 했다. 이 시기가 맞아떨어져서 효과적으로 젊은 환자들이 늘어가고 있다. 이렇게 치과 주변 환경이 변화하는 시점을 잘 파악하는 것은 마케팅 시점을 잡는데 중요하다.

환자가 늘었으면 좋겠다는 바람 하나만 가지고 막연히 마케팅을 하는 것은 그저 자기 위안을 하는 것이나 다름없다. 마케팅은 적절한 시기에 정확한 목적을 가지고 구체적인 목표를 정해놓고 해야 한다.

3. 마케팅 '절대' 하지 마라

"마케팅 절대 하지 마라."라고 단정적으로 이야기한다면 너무 자극적인 말이라고 생각할지도 모르겠다. 이는 지난 5년간 이곳 치과에서 했던 경험을 바탕으로 내린 결론이다.

나는 지금 이곳에 새로 개원하면서 두 번이나 로드마케팅을 했다. 버스 시트 광고와 정류장 음성 안내도 1년 가까이 했었다. 블로그 관리를 하면서 검색어 노출로 우리 치과를 인터넷 검색 상위에 노출시켜 준다는 업체에 1년 가까이 마케팅을 맡기기도 했다. 최근에는 오피스텔과 주변 주택가에 전단지 마케팅을 했다. 생각해 보면 큰돈은 아니지만 꾸준히 마케팅을 하는데 지출을 했다.

버스 광고 업체, 온라인 마케팅 업체, 오프라인 마케팅 업체 등 그 어떤 마케팅 업체들도 마케팅 제안을 전문적으로 하지 않는다. 치과 주변의 시장분석은 당연히 없을뿐더러 원장이 마케팅을 어떤 목적으로 하려고 하는지에 대한 질문조차 하지 않는다. 그저 자신들은 어떻게 마케팅을 하고 있고 얼마 정도의 비용이 든다는 것만 강조한다.

치과 주변 시장 분석은 물론이며, 마케팅의 방향을 설정하는 것은 전부 원장의 몫이다. 그저 '마케팅 업체에서 다 해주겠지'라는 생각으로 업체와 계약하고 마케팅을 진행하는 경우 표류하는 배처럼 이도 저도 아닌 방향으로 가게 된다. 환자 전환도 안 될뿐더러 그렇게 내원한 환자들은 진료에 적극적이지도 않다. 그저 마케팅으로 얻을 수 있는 것은 마케팅을 하고 있다는 자기 위안과 효과를 알 수 없는 무작위 한 치과 노출뿐이다.

마케팅의 사전적인 정의는 '고객들과의 관계를 관리하고, 시장을 구축하는 기법을 연구하는 학문, 또는 그런 직무'이다. 굳이 돈을 들여서 업체를 통한 마케팅을 하지 않더라도 우리가 치과를 개원하고 문을 열고 환자를 맞이하는 모든 행위 하나하나가 마케팅이다.

심사숙고해서 고른 입지, 시인성이 좋게 디자인한 간판이 우리 치과를 알리는 역할을 한다. 친절한 원장과 직원, 정기적인 리콜, 공감 이런 것들이 우리 치과와 환자와의 라포를 형성하고 관계를 돈독하게 해준다. 효율적으로 짜인 동선을 가진 깔끔한 인테리어가 직원들의 업무 효율을 높이고, 환자에게 편안함을 준다. 치과 내에 설치된 원장 약력이나 알림판을 통해 환자는 우리 치과의 컨셉과 스토리를 파악할 수 있다.

개원을 하면서 고민했던 것, 운영을 하면서 고민하는 부분들이 모두 다 마케팅이다. 굳이 비싼 돈을 들여서 하는 마케팅만을 생각하지 말자. 우리는 충분히 훌륭한 내부 마케팅을 하고 있는 중이다. 충분히 잘 된 내부 마케팅만으로도 많은 환자를 소개받을 수 있고, 우리 치과에 대한 좋은 입소문이 날 수 있다. 그것만으로 매출 상승이 가능하다.

온라인상에서 치과를 노출하는 것은 선택이 아닌 필수이다. 치과를 소개받았을 때 누구나 인터넷에 그 치과를 검색해 보게 된다. 아무런 정보가 없는 치과의 경우 뭔가 신뢰가 가지 않는다. 어느 정도 신뢰를 줄 수 있는 무언가가 필요하다.

여기서 문제! 그렇다면 세련된 치과 홈페이지를 가지고 있으면 환자가 더 오게 될까? 아니다. 타깃 환자층에 따라서 오히려 상업적인 느낌을 배제한 담백한 블로그 운영이 더 효과적인 경우도 많다. 이때, 꼭 업체를 통해 관리받는 게 아니라 의사가 직접 운영하면서 의사의 철학을 그대로 드러내어 공감을 불러일으킬 수 있다. 공장형 업체에서 상위 노출만 해서는 절대 방문으로 이어지지 않는다. 오히려 '광고잖아!'라며 1초 만에 이탈하도록 부추길 뿐이다.

남들 다하는 진료를 남들이 받는 수가를 받으면서 왜 온라인 마케팅은 강남의 대형 치과처럼 하려고 하는가. 내원한 환자를 대상으로 리뷰를 부탁드리고, 리뷰에 고마움을 담은 답변을 남기는 건 어떨까? 내원한 환자들의 질문들을 바탕으로 우리 치과의 진료 철학을 담은 진료 리뷰를 블로그에 정성껏 올리는 것도 좋다. 업체에서는 절대 모르는 치과 내 환자와의 스토리와 진심 어린 응대를 온라인상에 드러내 보자.

진부한 말이지만 '고객 만족'이 훌륭한 마케팅이다. 더 나아가 치과 구성원들의 만족이 '고객 만족'을 가져올 수 있다. "마케팅 절대 하지 마라."라고 해서 진짜로 마케팅을 하지 말자는 이야기는 아니다. "목적 없이 돈 쓰는 마케팅을 하지 말자"라는 이야기이다.

우리의 진심을 담은 내부 마케팅을 먼저 하자. 내부 마케팅이 훌륭하게 유지되고 있을 때, 업체를 이용한 마케팅을 하더라도 효과를 볼 수 있을 것이다.

by the dentist who has been closed and reopened

The strategy of opening a successful dental clinic

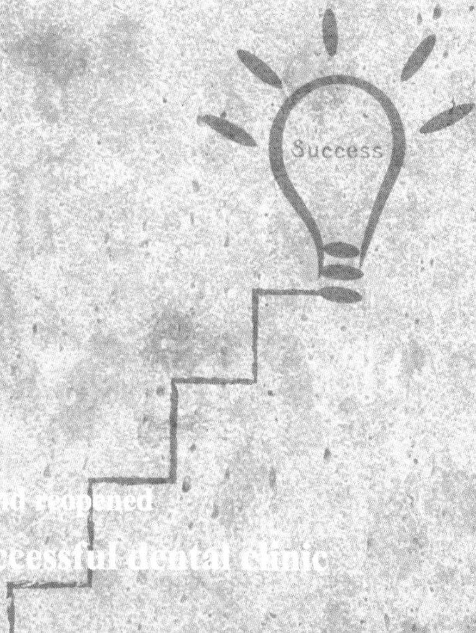